Hanene Jaziri
Raoua Tlili
Amal Khsiba

Efeitos do jejum intermitente no microbioma gastrointestinal humano

Hanene Jaziri
Raoua Tlili
Amal Khsiba

Efeitos do jejum intermitente no microbioma gastrointestinal humano

uma revisão sistemática

ScienciaScripts

Imprint

Any brand names and product names mentioned in this book are subject to trademark, brand or patent protection and are trademarks or registered trademarks of their respective holders. The use of brand names, product names, common names, trade names, product descriptions etc. even without a particular marking in this work is in no way to be construed to mean that such names may be regarded as unrestricted in respect of trademark and brand protection legislation and could thus be used by anyone.

Cover image: www.ingimage.com

This book is a translation from the original published under ISBN 978-620-8-11860-0.

Publisher:
Sciencia Scripts
is a trademark of
Dodo Books Indian Ocean Ltd. and OmniScriptum S.R.L publishing group

120 High Road, East Finchley, London, N2 9ED, United Kingdom
Str. Armeneasca 28/1, office 1, Chisinau MD-2012, Republic of Moldova, Europe
Printed at: see last page
ISBN: 978-620-6-16547-7

Conteúdo

1 Introdução

O jejum intermitente (IF) é uma intervenção dietética que alterna períodos de ingestão de alimentos com jejum. Inicialmente utilizado como alternativa à restrição calórica diária para perda de peso, o jejum intermitente é também amplamente praticado para fins religiosos e espirituais. Estudos recentes indicam que o FI promove a homeostase metabólica, mudando a fonte de energia do corpo da glucose para os triglicéridos, melhorando a função mitocondrial, baixando os níveis de insulina e apoiando a perda de peso (1). Esta mudança metabólica ajuda a preservar a massa muscular, a melhorar a composição corporal e a aumentar a mobilização de gordura através da в-oxidação de ácidos gordos (2).

Para além dos seus efeitos metabólicos, o FI reduz a inflamação, a pressão arterial e a glicemia, melhorando simultaneamente a sensibilidade à insulina e os níveis de antioxidantes (3). O FI também tem sido associado a benefícios neuroprotectores, contribuindo para a resiliência cognitiva e potencialmente prolongando o tempo de vida ao reduzir as doenças relacionadas com a idade (4,5).

Os seres humanos podem ter evoluído para se adaptarem a períodos de escassez de alimentos, tal como indicado por estudos de tribos de caçadores-recolectores, que mostram que os padrões de alimentação intermitente eram provavelmente comuns ao longo da história humana (6). Esta flexibilidade metabólica permite que o corpo alterne entre o armazenamento de gordura e a mobilização de energia, possibilitando períodos prolongados de jejum sem um declínio no desempenho físico (7). Como resultado, o jejum intermitente está a ser explorado como uma estratégia potencial para a prevenção e tratamento de doenças crónicas (8).

Mais recentemente, sugeriu-se que o FI influencia a microbiota intestinal. Estudos sobre vários protocolos de IF - tais como alimentação com restrição de tempo (TRF), jejum do Ramadão, jejum em dias alternados e a dieta 5:2 - relataram alterações significativas na diversidade e composição do microbiota intestinal (9).

O microbiota intestinal é reconhecido como um fator-chave na saúde humana, desempenhando papéis na regulação do sistema imunitário, na proteção contra agentes patogénicos e na absorção de nutrientes. Os avanços nas ciências ómicas, como a genómica, a proteómica e a metabolómica, permitiram aos investigadores investigar o microbiota de forma mais abrangente, revelando ligações entre a diversidade microbiana e a doença (10). Atualmente, sabe-se que o microbiota intestinal contribui para o desenvolvimento de perturbações metabólicas, como a diabetes e a obesidade, bem como de doenças cardiovasculares, como a hipertensão e a aterosclerose (11,12).

Além disso, o eixo intestino-cérebro, uma via de comunicação bidirecional entre o intestino e o sistema nervoso, abriu novas perspetivas para o tratamento de doenças psiquiátricas e neurológicas (13, 14). Por exemplo, foi demonstrado que o TRF promove a diversidade microbiana intestinal e afecta positivamente os ritmos circadianos através da estimulação de Sirt1, realçando o potencial terapêutico do IF (15).

Dadas as crescentes evidências que ligam o FI à melhoria da saúde intestinal e ao papel da disbiose em várias doenças, colocamos a hipótese de que uma revisão sistemática dos ensaios clínicos que investigam o impacto do FI na microbiota intestinal poderia fornecer informações valiosas para aplicações clínicas eficazes.

Esta revisão visa avaliar o impacto da IF na microbiota intestinal através da integração da análise multi-ómica, com o objetivo de explorar intervenções dietéticas personalizadas baseadas em diferenças individuais na microbiota. Ao fazê-lo, esperamos informar recomendações personalizadas para otimizar a saúde intestinal e os resultados metabólicos.

2 Métodos

Este estudo é uma revisão sistemática de ensaios clínicos, pelo que seguimos os critérios "Preferred Reporting Items for Systematic Reviews and Meta-Analyses" (PRISMA) durante a sua preparação(16). Por conseguinte, apenas foram incluídas no presente estudo investigações originais com dados originais sobre doentes humanos que explorassem qualquer tipo de regime de jejum que influenciasse o microbiota intestinal.

Estratégia de pesquisa

A pesquisa foi efectuada nas bases de dados PubMed, Google Scholar, DOAJ, Cochrane Library e MDPI Nutrients. A principal consulta utilizada foi ("Fasting"[Mesh]) OR "Intermittent Fasting"[Mesh] AND "Gastrointestinal Microbiome"[Mesh]. Foram efectuadas referências cruzadas para garantir uma cobertura abrangente.

Critérios de elegibilidade

Para esta revisão da literatura, utilizámos o método PICOS para definir os critérios de revisão, a População, a Intervenção, a Comparação, os Resultados e o Desenho do Estudo(17). Foram incluídos estudos publicados de 2014 a 2024 que investigaram os efeitos do jejum intermitente na microbiota intestinal humana. Incluímos ensaios clínicos randomizados, ensaios clínicos controlados, séries temporais interrompidas e estudos controlados antes e depois, excluindo revisões, estudos observacionais, relatos de casos e estudos sem texto completo. Conforme recomendado pelo Effective Practice and Organisation of Care Group (EPOC) da Colaboração Cochrane(18). Os estudos em animais foram excluídos e todos os tipos de IF foram considerados (19).

Quadro 1: Tipos de jejum intermitente

Jejum	Ingestão de calorias (Kcal)	Comprimento
Jejum em dias alternados (ADF)(20)	0 kcal/alternativa com ingestão ad libitum (com possíveis variações)	Alternância de jejum e ingestão de alimentos ad libitum em dias alternados
Alimentação/alimentação com restrição de tempo (TRF/TRE) 16:8(21) Jejum do Ramadão	Ad libitum com possíveis variações	A ingestão diária de alimentos é reduzida a um período de 8 horas (com possíveis variações)
Jejum periódico ou dieta 5:2 (5:2)(22)	600 kcal/2 dias por semana/ad libitum	Dois dias consecutivos ou independentes de restrição calórica por semana
Jejum de longa duração (LF) ou jejum de Buchinger ou jejum prolongado (PF) (23)	200-250 kcal/dia	De mais de 2 dias a semanas, consoante o estado nutricional e de saúde de base
Jejum só com água Dieta de zero calorias	0 kcal/dia	Semanas a meses. Programa de perda de peso praticado entre as décadas de 1960 e 1970

Triagem e extração de dados

Foram recolhidos os seguintes dados: desenho do estudo; participantes (tamanho da amostra, caraterísticas e dados demográficos); caraterísticas da intervenção (protocolos, métodos e duração da intervenção); autores e ano de publicação de cada artigo; e resultados de interesse.

Utilizámos um fluxograma PRISMA 2020 para a triagem e elegibilidade dos resultados da pesquisa.(16) Como se mostra na Figura 1.

Figura 1. Diagrama de fluxo PRISMA 2020 para novas revisões sistemáticas que incluíram pesquisas apenas em bases de dados e registos

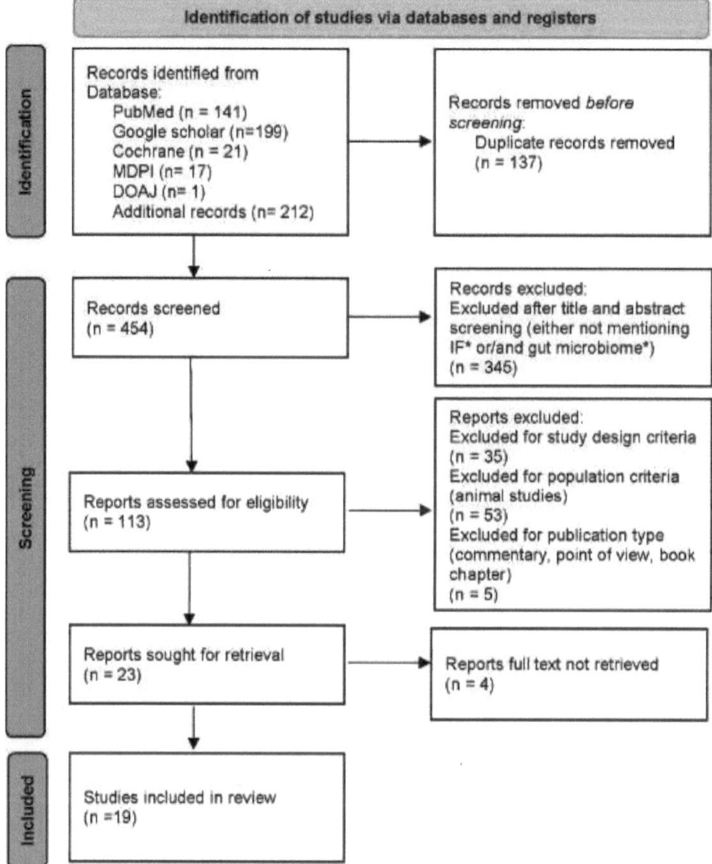

Avaliação da qualidade

Para avaliar a qualidade de um estudo, utilizámos uma técnica desenvolvida pelo National Heart, Lung, and Blood Institute (NIH) nos Estados Unidos(24). Foram utilizados o Quality Assessment of Controlled Intervention Studies, o The Quality Assessment Tool for Observational Cohort and Cross-Sectional Studies e o Quality Assessment Tool for Before-After (Pre-Post) Studies With No Control Group do NIH.

Ao avaliarmos os estudos, em particular os ensaios aleatórios randomizados e os CCT, não tivemos em conta a ocultação dos participantes, uma vez que o FI é uma intervenção que não pode ser ocultada.

Síntese de dados

Para cada estudo incluído, obtivemos os seguintes dados: autores, país e ano do estudo, dimensão e caraterísticas da população (idade, sexo, IMC, patologias associadas), tipo de intervenção (tipo de IF), duração da intervenção e caraterísticas do grupo de controlo, se presente. Em seguida, extraímos os seguintes resultados: método de sequenciação microbiana, abundância de taxa microbianos ao nível do filo e do género, parâmetros de alfa-diversidade e betadiversidade e, se mencionado, as alterações nos marcadores metabólicos do hospedeiro, vias metabólicas e expressão de genes, juntamente com quaisquer alterações clínicas, antropométricas ou biológicas. Apenas mencionámos alterações significativas com um valor de P < 0,05.

Análise estatística

Utilizámos o SPSS Statistics versão 26.0 para a análise estatística. As associações significativas foram investigadas utilizando o teste do qui-quadrado ou o teste de Pearson, quando aplicável, e o teste exato de Fisher quando a frequência esperada de células da tabela era inferior a cinco. Um valor de p menor que 0,05 foi considerado estatisticamente significativo.

Caracterização do microbiota

Nesta ótica, é necessário clarificar certas noções em relação ao estudo do microbioma.

* O microbioma: refere-se a todo o ambiente de microrganismos associados a um hospedeiro específico, incluindo componentes bióticos e abióticos(10).

* Um hologenoma engloba tanto o genoma do hospedeiro como o genoma microbiano (25). O metagenoma capta o material genético microbiano, ajudando a identificar a composição e as funções microbianas (26,27).

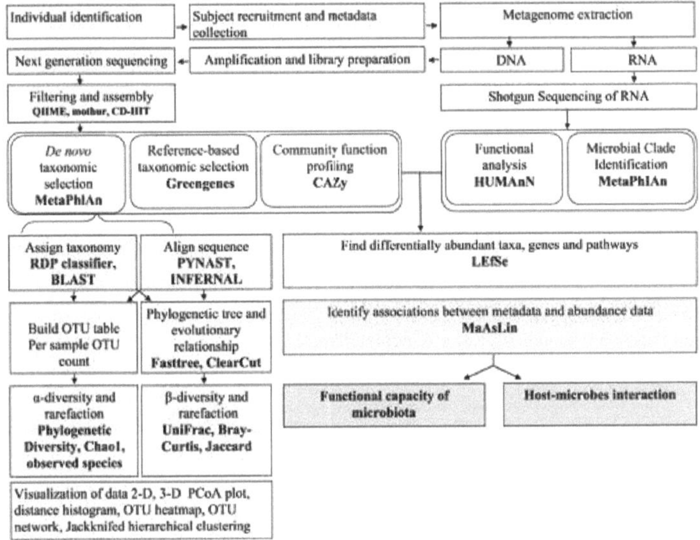

Visualização de dados *2-D*, 3-D PCoA plot, histograma de distância, mapa de calor OTU, rede OTU, agrupamento hierárquico Jackknifed

Figura 2. Fluxo de trabalho dos métodos de estudo do microbiota intestinal(28).

QIIME quantitative insights into microbial ecology, MG-RAST metagenomics rapid annotation using subsystem technology, CAZy carbohydrate active-enzymes, MetaPhlAn metagenomic phylogenetic analysis, KEGG Kyoto encyclopaedia for genes and genomics, COG clusters of orthologous group, PICRUst phylogenetic investigation of communities by reconstruction of unobserved states, HUMAnN The Human Microbiome Project Unified Metabolic Analysis Network, LEfSe Linear Discriminate Analysis with Effect Size, MaAsLin Multivariate Association with Linear Models, MetaPhlAn Metagenomic Phylogenetic Analysis, PICRUSt Phylogenetic Investigation of Communities by Reconstruction of Unobserved States, rRNA ribosomal RNA

- Sequenciação: o metagenoma é categorizado utilizando estes métodos populares(29):

-     Filotipagem: Classifica os organismos com base em relações filogenéticas utilizando marcadores genéticos conservados, como o gene 16S rRNA, alinhados com bases de dados de referência (por exemplo, GenBank, SILVA). Este método ajuda a classificar as sequências em grupos taxonómicos.

-     Unidades taxonómicas operacionais (OTUs): Agrupa organismos por semelhança de sequência de ADN, utilizando geralmente um limiar de 97% para as sequências de 16S rRNA, simplificando a análise de elevado rendimento.

-     O tamanho do efeito da análise discriminante linear (LDA) (LEfSe) é uma ferramenta estatística que identifica caraterísticas-chave, como genes ou espécies, que diferenciam conjuntos de dados metagenómicos (30).

- Diversidade microbiana: é o número, a abundância e a distribuição de diferentes tipos de organismos num determinado habitat corporal, e tem sido associada a uma série de doenças humanas(31).

- Diversidade alfa: É a variação dentro de uma única amostra, combinando índices de riqueza e diversidade como Shannon e Simpson(32).

- Diversidade beta: São as diferenças entre as comunidades microbianas nas amostras, frequentemente visualizadas com a Análise de Coordenadas Principais (PCoA) e medidas por métricas como a dissimilaridade de Bray-Curtis e UniFrac(32).

- Metabolómica: Examina as vias químicas que envolvem metabolitos, oferecendo informações sobre as interações entre os microrganismos intestinais e o seu hospedeiro(33).Os principais metabolitos incluem (34):

> Ácidos gordos de cadeia curta (AGCC) (35,36):

- Acetato: Produzido pela fermentação de fibras alimentares, serve como fonte de energia para as células epiteliais do intestino e tem propriedades anti-inflamatórias.

- Propionato: Também um produto da fermentação da fibra, ajuda a regular a produção de glucose no fígado e tem potenciais efeitos anti-obesidade.

- Butirato: Fornece energia aos colonócitos, mantém a integridade da barreira intestinal e tem propriedades anti-inflamatórias e anti-carcinogénicas.

> Ácidos biliares (34,37-40):

- Ácidos biliares primários (CDCA, CA) e secundários (DCA) que ajudam na digestão das gorduras, na absorção de vitaminas, regulam o metabolismo e as respostas imunitárias.

- Metabolitos do triptofano (41-43)

- O ácido indole-3-propiónico (IPA) e a indoleamina 2,3-dioxigenase (IDO) têm efeitos benéficos na saúde do cérebro e na função cognitiva, e a serotonina pode influenciar a motilidade intestinal e o humor.

> Metabolitos de aminoácidos:

- Ácido gama-aminobutírico (GABA): Tem efeitos calmantes no sistema nervoso e pode influenciar o humor e os níveis de ansiedade.

- Histamina: Desempenha um papel nas respostas imunitárias e na motilidade intestinal.

- Aminoácidos de cadeia ramificada (BCAA): Os três BCAAs mais prevalentes são a valina, a isoleucina e a leucina. Controlam a proliferação dos hepatócitos, a resistência à insulina, a síntese proteica, o metabolismo dos lípidos e da glicose e a imunidade(44).

- N-óxido de trimetilamina (TMA): Produzida pelo metabolismo da colina e da L-carnitina da carne vermelha, dos ovos e do peixe. Níveis elevados de TMAO estão associados à obesidade, à diabetes, a um risco acrescido de insuficiência renal e a doenças cardiovasculares(45).

> Vitaminas (46):

- Vitamina K2 e Vitaminas B: cruciais para a coagulação do sangue e para a função celular.

- Disbiose: Um desequilíbrio na microbiota intestinal, marcado pela redução de bactérias benéficas, aumento de micróbios nocivos e diminuição da diversidade microbiana, associado a várias doenças(47-49).

Classificação taxonómica: na figura 2 está representada uma árvore taxonómica que ilustra a classificação dos microrganismos mais comuns do microbiota intestinal.

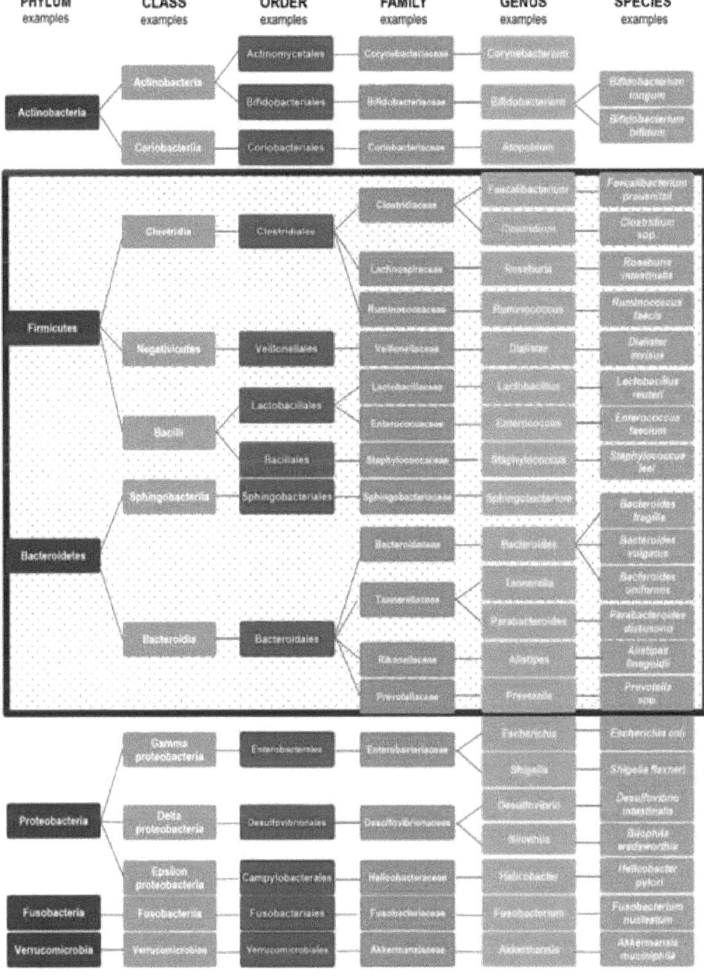

Figura 3.Exemplos de classificação taxonómica do microbiota intestinal - (Scientific Figure on ResearchGate) (50).

3 Resultados

A secção seguinte apresenta os principais resultados da nossa revisão sistemática sobre os efeitos do jejum intermitente no microbioma gastrointestinal humano. Estes resultados estão organizados na Tabela 3 e na Tabela 4, fornecendo uma visão mais abrangente dos vários resultados observados em todos os principais estudos, com foco em mudanças na composição microbiana, resultados metabólicos e potenciais implicações para a saúde. Os quadros de resumo abaixo destacam os desenhos dos estudos, os principais resultados e as tendências consideradas importantes na nossa revisão, oferecendo uma síntese clara e concisa das provas recolhidas.

Resumo dos estudos e caraterísticas da população

Conceção e caraterísticas do estudo

A seguir à panorâmica tabular dos estudos incluídos, registamos as caraterísticas gerais dos estudos. Seis dos 19 estudos eram ensaios clínicos aleatórios, que são considerados a norma de ouro quando se examinam as relações causais entre uma intervenção e os seus resultados (51).

Realizado e publicado entre 2015 e 2023, e mais da metade de 8 das 19 pesquisas foram em uma coorte chinesa. Quanto ao tipo de intervenção, cinco eram sobre o jejum do Ramadã, quatro eram TRF, seis deles focados no jejum de Buchinger ou PF e apenas quatro estudaram o ADF ou o jejum 5: 2. A duração média da intervenção foi de 28 dias, variando de cinco a 84 dias.

A maioria incluiu participantes com excesso de peso e/ou obesos (9 de 19 estudos), apenas dois estudos incluíram uma população que sofria de síndrome metabólica(52,53). O tamanho da população variou de nove a 151 participantes, com um número médio de 38. Alguns estudos não incluíram participantes do sexo feminino, declarando o ciclo menstrual como um eventual fator de confusão para os efeitos da IF devido às alterações hormonais. Quase todos os estudos tinham uma coorte de participantes de meia-idade, exceto o estudo de Su et al. que incluiu uma coorte de jovens do sexo masculino (idade média de 19 anos)(54).

Por último, verificámos também que um pouco mais de metade dos estudos não incluía um grupo de controlo. Dos estudos que incluíam grupos de controlo, seis deles não incluíam jejum e não tinham qualquer instrução dietética ou não a mencionavam.

Tabela 2: Resumo dos estudos e caraterísticas da população.

Referência dos autores	País e ano de publicação	Tipo de estudo	Tamanho e caraterísticas da população	Tipo de intervenção sobre	Duração da intervenção	Grupo de controlo
Ali et al., "Ramadan Fasting Leads to Shifts in Human Gut Microbiota Structured by Dietary	China 2021	Estudo de coorte	34 participantes adultos saudáveis (incluindo paquistaneses e chineses que vivem em	Jejum do Ramadão	29 dias	Sem grupo de controlo
Composição ". (55)			proximidade regional) Com idades compreendidas entre os 18 e os 40 anos			

Autor/Título	País/Ano	Tipo de estudo	Participantes	Intervenção	Duração	Grupo controlo
Chen et al., " Shifts in Fecal Metabolite Profiles Associated With Ramadan Fasting Among Chinese and Pakistani Individuals " (56)	China 2022	-	-	-	-	-
Ferrocino et al., " The Effects of Time-Restricted Eating on Metabolism and Gut Microbiota ".(57)	Itália 2022	Ensaio clínico controlado (estudo da vida real)	49 participantes Idade 56,9 ± 8,0 anos, IMC 35,3 ± 3,1 kg/m2, atividade física ligeira (<2 h/semana) relatada pelo próprio e horário habitual de alimentação > 12 h/dia, com a última refeição do dia a começar depois das 20:00	TRE (última refeição antes das 20 horas) para 25 participantes + Intervenção dietética (uma dieta mediterrânica, com uma limitação energética de 5001000 kcal. E atividade física de musculação com caminhada)	12 semanas	Grupo sem jejum com regime alimentar sem restrições de tempo (n=24)
Guo et al., " Intermittent Fasting Improves Cardiometaboli c Risk Factors and Alters Gut Microbiota in Metabolic Síndroma Doentes ".(52)	China 2021	Ensaio controlado aleatório	39 participantes com Mets Idade entre 30 e 50 anos	Jejum 5:2 (envolveu uma restrição energética de 75% durante 2 dias, sem condicionalismo s) cutivo dias por semana e uma dieta ad libitum nos outros 5 dias)	8 semanas	Grupo sem jejum com dieta de rotina sem dieta instruções (n=18)
He et al., " Fasting	China 2019	Estudo-piloto	16 participantes	Jejum só de água	7 dias	Grupo de jejum

challenges human gut microbiome resilience and reduces Fusobacterium ".(58)			saudáveis			apenas com sumo (n=10)
Hu et al., "Intermittent Fasting Modulates the Intestinal Microbiota and Improves Obesity and Host Energy Metabolism ".(5 9)	China 2023	Ensaio clínico controlado/ estudo antes e depois	72 participantes saudáveis entre 18-55 anos e IMC entre 18-30 kg/m2 (obesos (n = 17), com excesso de peso (n = 26) e normal (n = 29))	Jejum 5:2 (com 500-600 kCal nos dias de jejum) (Os participantes que comiam demasiado ou pouco deviam ser excluídos das análises)	3 semanas	Sem grupo de controlo
Khan et al., "O jejum intermitente modula positivamente a diversidade microbiana do intestino humano e melhora o perfil lipídico do sangue" (60).	Pakista n 2022	Ensaio clínico controlado/ estudo antes e depois	45 participantes saudáveis (31 homens e 14 mulheres), com idades compreendidas entre 18 e 35 anos e IMC entre 14-38 kg/m2 :normal-	TRE (16/8)	26 dias	Sem grupo de controlo
			homem ponderado (n=28), homem com peso a menos (n=3), mulher com peso normal (n=16), mulher com peso a menos (n=3), mulher obesa/excesso de peso (n=3)			
Lilja et al., "	Áustria	Ensaio	151	Jejum PF ou	5 dias para a PF	Intervenção

Fasting and Fasting Mimetic Supplementati o n Address Sirtuin Expression, miRNA and Microbiota Composition ".(61)	2020	clínico controlado e aleatório	participantes saudáveis do sexo masculino e feminino, com idades compreendidas entre os 21 e os 75 anos (média de 43 anos). O IMC médio foi de 26,255 kg/m2 ± 4,545 kg/m2 e o peso 76,562 kg ± 15,420 kg	Buchinger	grupo 12 semanas para o suplemento grupo	suplementa r mimética do jejum (n=131): participante s no suplemento ativo (n=100) e nos placebos (n=31), que constituem o grupo de controlo
Lilja et al., "Five Days Periodic Fasting Elevates Levels of Longevity Related Christensenella and Sirtuin	Áustria 2021	Ensaio clínico controlado	51 participantes (16 homens e 35 mulheres), com idades compreendidas entre 23 e 75 anos (média	PF ou jejum de Buchinger (máximo de 250 kcal durante aproximadamen te uma semana e	5 dias	controlo de não fixação grupo, sem indicação s sobre qualquer modificação dietética
Expressão em seres humanos. "(62)			45,24), o IMC médio foi de 25,93 ± 3,93 kg/m2 e o peso médio foi de 75,9 ± 12,85 kg.	o trato intestinal foi esvaziado, antes do jejum, através da ingestão de um laxante)		iões (n = 31)
Maifeld et al., "Fasting Alters the Gut Microbiome Reducing Blood Pressure and Body Weight in Metabolic Syndrome Patients " (53)	Germa ny 2021	Ensaio controlado aleatório/ Estudo controlado antes e depois	71 homens e mulheres com Mets, idade média de 60 anos, IMC médio de 34 kg/m2	PF: dois dias de restrição calórica vegana (máx. 1200 kcal/dia), seguidos de 5 dias com uma ingestão diária de energia nutricional de 300-350 kcal/dia, seguidos de uma intervenção dietética DASH modificada	5 dias de jejum e 12 semanas de intervenção n	Grupo apenas com dieta DASH modificada (n=36)

Mesnage et al., " Changes in Human Gut Microbiota Composition Are Linked to the Energy Metabolic Switch during 10 d of Buchinger Fasting. "(63)	Germa ny 2019	Ensaio clínico controlado/ estudo antes e depois	15 homens saudáveis, habituados ao jejum, com idades compreendidas entre os 18 e os 70 anos e com um IMC entre 20 e 32 kg/m2 (26,5 ± 3,0 kg/m2)	PF com um consumo energético médio diário de 234,4 Kcal/dia (Antes do período de jejum, o trato intestinal foi esvaziado	10 dias de jejum seguidos de 4 dias de realimentação e 12 semanas de acompanhament o	Sem grupo de controlo
				com laxante, recorrente foram efectuados clisteres durante o jejum)		
Mindikoglu et al., " O jejum intermitente do amanhecer ao pôr do sol durante 30 dias consecutivos está associado a uma assinatura proteómica anticancerígen a e regula positivamente as principais proteínas reguladoras do metabolismo da glicose e dos lípidos, do relógio circadiano, da reparação do ADN, da remodelação do citoesqueleto, do sistema imunitário e da	EUA 2020	Estudo de coorte	14 participantes saudáveis com uma maioria de homens (n=13), idade média de 32 anos	Jejum do Ramadão	30 dias	Sem grupo de controlo

função cognitiva em indivíduos saudáveis ".(64)						
Mohr et al., "Exploratory analysis of one versus two-day intermittent fasting protocols on the gut microbiome and plasma metabolome in adults with overweight/obes ity ".(65)	EUA 2022	Ensaio controlado aleatório	20 homens e mulheres com excesso de peso, IMC médio 32,4 ± 7,6 kg/m2, idade 49,7 ± 9,3 anos	*Grupo 1: Regime de jejum modificado constituído por um dia de jejum (total de 36 h) com 400500 kcal por dia e seis dias de alimentação	4 semanas	*Grupo 2: jejum 5:2 dois dias de jejum (60 h no total) e cinco dias de alimentaçã o por semana (n = 10)
				dias , dias de alimentação ingestão: 1350-1700Kcal/dia com 35% de hidratos de carbono, 35% de proteínas e 30% de gorduras		
Ozkul, Yalinay, et Karakan, "Islamic Fasting Leads to an Increased Abundance of Akkermansia Muciniphila and Bacteroides Fragilis Group: A Preliminary Study on Intermittent Fasting. "(66)	Turquia 2019	Estudo-piloto	9 participantes saudáveis (7 mulheres e 2 homens), idade 45,0±9,7 anos, com IMC normal 23,0±1,5 kg/m2	Jejum do Ramadão	29 dias	Sem grupo de controlo
Remely et al., "Increased Gut Microbiota Diversity and	Áustria 2015	Estudo-piloto	13 participantes saudáveis com excesso de	Jejum de Buchinger com utilização de laxantes no 2º	7 dias de jejum e 6 semanas de intervenção n (ingestão de	Sem grupo de controlo

Abundance of Faecalibacteriu m Prausnitzii and Akkermansia after Fasting: A Pilot Estudo. "(67)			peso, com 53,33 ± 6,55 anos de idade, IMC 28,10 ± 3,50 kg/m2	dia	probióticos)	
Stanislawski et al., " The Gut Microbiota during a Behavioral Weight Loss Intervention ".(6 8)	EUA 2021	Ensaio clínico aleatório controlado (estudo auxiliar do ensaio DRIFT2)	59 indivíduos saudáveis com excesso de peso/obesidad e, do sexo masculino e feminino, com uma idade média de 40,7±9,8 anos, peso de 94,4±16 kg e IMC de 33.1±4.4 kg/m2	ADF com um objetivo calórico destinado a limitar a ingestão de energia a 20% de a base de referência estimada nos dias de jejum	3 meses (ensaio principal de 12 meses)	Restrição calórica diária, um objetivo de 34% de défice energético diário da linha de base (n=25)
Su et al., "Remodeling of the Gut Microbiome during Ramadan-Associated Intermittent Fasting" (Remodelação do microbioma intestinal durante o jejum intermitente associado ao Ramadão). "(54)	China 2021	Estudo de coorte (combinaçã o de 2 coortes)	Coorte 1: 30 jovens saudáveis do sexo masculino, com idade média de 19 anos Coorte 2: 37 homens saudáveis de meia-idade, média de 40 anos, IMC 24,3 ± 2,4 kg/m2	Jejum do Ramadão	30 dias	Sem grupo de controlo Grupo de controlo sem jejum (n=10)
Xie et al., "Randomized Controlled Trial for Time-Restricted	China 2022	Ensaio controlado aleatório	82 participantes saudáveis do sexo masculino e feminino,	TRF:eTRF (n=28) e mTRF (n=26)	5 semanas	Grupo de controlo sem jejum (n=28)

Eating in Healthy Volunteers without Obesity " (69)			com idade média de 29 anos e IMC médio de 22 kg/m2			
Zeb et al., "Effect of Time-Restricted Feeding on Metabolic Risk and Circadian Rhythm Associated with Gut Microbiome in Healthy Males. "(15)	China 2020	Ensaio clínico controlado	80 participantes saudáveis do sexo masculino	TRF (dieta normal sem restrição alimentar durante apenas 8 h/dia, das 19h30 às 03h30)	25 dias	Grupo sem jejum (n=24)

TRE: alimentação com restrição de tempo, TRF: alimentação com restrição de tempo, regime alimentar sem restrição de tempo: tempo de alimentação >12 h, PF: jejum prolongado, 5:2: 2 dias de jejum por 5 dias de dieta ad libitum, DASH: Dietary Approaches to Stop Hypertension (uma dieta reduzida em sódio, gordura e açúcar, principalmente à base de plantas, que demonstrou reduzir a pressão arterial elevada), Mets: síndrome metabólica, Enema: limpeza intestinal com 1 litro de água a 37°C (acredita-se que eliminar as secreções basais, as células descamadas da mucosa das paredes do intestino e os restos intestinais das refeições mais recentes), ADF: Alternate Day Fasting, eTRF: early time restricted feeding (comer durante um período não superior a 8 h entre as 06:00 e as 15:00, e jejum durante o resto do dia), mTRF: mid-day time restricted feeding (comer durante um período não superior a 8 h entre as 11:00 e as 20:00, e jejum durante o resto do dia)

Resumo das modificações significativas do microbiota intestinal

Alterações na abundância de taxa

Observamos na Tabela 3 que um grande número de estudos utilizou a sequenciação do gene 16S rRNA, os estudos de Remely et al. e Ozkul et al. incorporaram a amplificação de espécies específicas para uma análise mais pormenorizada(66,67) e apenas dois estudos recorreram à sequenciação metagenómica Shotgun(53,59). O estudo de Mesnage et al., juntamente com o estudo de Lilja et al., utilizou métodos avançados de processamento de dados e de controlo de qualidade para analisar e identificar comunidades microbianas com mais pormenores ao nível das espécies (62,63). Todos os estudos utilizaram OTUs para classificar e identificar espécies microbianas. Globalmente, apenas um estudo não encontrou uma alteração significativa na abundância relativa das comunidades microbianas (69).

Ao nível do filo

O rácio Firmicutes/Bacteroidetes mudou de forma inconsistente entre os estudos. Enquanto Remely et al. não encontraram qualquer alteração, Mesnage et al. observaram uma inversão e Lilja et al. registaram uma diminuição. Uma vez que um rácio Firmicutes/Bacteroidetes mais elevado está associado à obesidade, este facto está de acordo com as conclusões de Remely et al. sobre participantes com excesso de peso, que não registaram perda de peso.

Os níveis de proteobactérias aumentaram em estudos efectuados por Ali, Lilja e Mesnage(55,62,63). Os níveis de Bacteroidetes aumentaram em vários estudos, incluindo os de Ali, Mindikoglu, Mohr, Ozkul, Stanislawski e Zeb(15,55,64-66,68). As alterações em Firmicutes variaram: diminuíram nos estudos de Ali (grupo paquistanês), Mesnage, Lilja, Mindikoglu e Stanislawski (Grupo 2), mas aumentaram em Ferrocino e no grupo de resposta do estudo de Maifeld et al.(53,57). Além disso, o filo Spirochaetes aumentou no estudo de Guo, enquanto TM7 (Saccharibacteria) e Fusobacteria mostraram aumentos significativos apenas na pesquisa de Lilja(52,61,62).

Ao nível da classe, da família e do género

Os estudos que envolveram a classe Clostridia do filo Firmicute apresentaram respostas mistas. Clostridium_XIVa e Coprococcus diminuíram, enquanto Dorea e Faecalibacterium aumentaram em Ali et al. e Maifeld et al.(53,55). Christensenella aumentou em Lilja et al., mas a família Christensenellaceae diminuiu em Ferrocino et al.(57,62). A família Ruminococcaceae apresentou padrões diversos, aumentando em Guo e Hu et al. mas diminuindo em He et al., com Ruminococcus apresentando uma tendência semelhante em Lilja et al. (52,58,59,62).

Na família Lachnospiraceae, foram observados aumentos em Ferrocino, Su e He et al., especialmente para o género Roseburia em Guo et al. e Lilja et al. (54,57,58,62). No entanto, Roseburia faecis e a família Lachnospiraceae em geral diminuíram em Mesnage et al. (63).

Lactobacillus, um género benéfico da ordem Lactobacillales, aumentou consistentemente em todos os estudos (57,60,67).

No filo Proteobacteria, Sutterella aumentou em Ali et al. e Parasutterella em Ferrocino et al. Entretanto, Escherichia, Klebsiella e Enterobacter aumentaram em Ferrocino, Ali e Remely et al., enquanto Succinivibrio diminuiu em He et al. (55,57,58,67).

No filo Bacteroidetes, Parabacteroides e Bacteroides aumentaram em vários estudos (55,59,68), com um aumento semelhante em Bacteroidaceae observado em Zeb et al. O género Alistipes aumentou apenas em Zeb et al., enquanto Prevotella apresentou resultados mistos, aumentando em Zeb e He et al. mas diminuindo em Su et al.(15,54,58).

O género Actinomyces do filo Actinobacteria teve respostas mistas, aumentando em Lilja et al. mas diminuindo para os que responderam à BP em Maifeld et al. (53,62). As cianobactérias aumentaram apenas nos estudos de Lilja et al. (61,62).

Tanto Stanislawski et al. como Remely et al. relataram aumentos de Akkermansia do filo Verrucomicrobia em grupos em jejum(67,68).

Finalmente, He et al. observaram uma diminuição de Fusobacterium, o único género do filo Fusobacteria nesta revisão(58).

Ao nível das espécies

Ao nível das espécies, foram observadas várias alterações significativas. Akkermansia muciniphila, uma espécie benéfica, aumentou notavelmente no estudo de Ozkul et al.(66). Dentro das Firmicutes clostridiais, espécies como Eubacterium ventriosum diminuíram no grupo 2 do estudo de Mohr et al. , enquanto Eubacterium rectale diminuiu no estudo de Maifeld et al. mas aumentou no grupo 1(53,65). Muitas Firmicutes clostridiais mostraram alterações significativas durante o jejum. Por exemplo, as espécies produtoras de butirato como F. prausnitzii, E. rectale e C. comes diminuíram inicialmente, mas os seus níveis foram restaurados após três meses de realimentação. Uma tendência semelhante para F. prausnitzii foi registada por Lilja et al. (2021) e Mesnage et al., contrastando com os resultados de Remely et al. (62,63,67). Na família Ruminococcus, Ruminococcus_1 bicirculans e Ruminococcus_2 bromii diminuíram no estudo de Mesnage et al.

Além disso, Mesnage et al. observaram uma redução nas espécies da família Lachnospiraceae, incluindo Roseburia faecis, Coprococcus_2 eutactus, Fusicatenibacter saccharivorans e Lachnospira pectinoschiza, que foram associadas a níveis mais elevados de glucose e níveis mais baixos de BCAA(63). Em contraste, F. saccharivorans aumentou no estudo de Hu et al. (59).

No filo Proteobacteria, Bilophila wadsworthia apresentou uma relação inversa com os efeitos metabólicos em Mesnage et al., e Escherichia coli apresentou resultados mistos, aumentando em Mesnage et al. mas diminuindo em Maifeld et al.(53,63).

No filo Bacteroidetes, espécies como Bacteroides fragilis aumentaram tanto em Ozkul et al. como em Mesnage et al. (63,66), com tendências semelhantes para Bacteroides nordii. Hu et al. observaram aumentos em Parabacteroides merdae, Parabacteroides distasonis, Bacteroides uniformis, Bacteroides thetaiotaomicron e Bacteroides cellulosilyticus(59).

Alterações na diversidade microbiana

A maioria dos estudos incluídos explorou a diversidade alfa e beta após o FI, 15 estudos mencionaram a diversidade alfa utilizando um destes métodos: o índice de Shannon, o índice de Simpson, OTUs

Richness, o índice Chao1 e o índice ACE. Quanto à diversidade beta, 14 estudos analisaram-na utilizando PCoA, com base nas distâncias de Bray-Curtis ou no algoritmo UniFrac não ponderado e ponderado. É interessante notar que apenas alguns estudos apresentaram os índices de diversidade em valores numéricos, enquanto a maioria dos estudos se limitou a apresentar gráficos para transmitir esta informação.

Em resumo, a diversidade alfa geralmente não mostrou diferenças significativas na maioria dos estudos, com excepções notáveis nos estudos de He et al., Khan et al., Remely et al., Stanislawski et al., Su et al. (para uma coorte), Xie et al. e Zeb et al., que relataram aumentos significativos na diversidade (15,54,58,60,67-69). A diversidade beta apresentou alterações significativas em vários estudos, particularmente nos de Ali et al., Guo et al., He et al., Lilja et al., Mohr et al., Stanislawski et al., Su et al. e Zeb et al., indicando alterações na composição global da microbiota intestinal influenciadas pelo jejum intermitente (15,52,54,55,58,61,62,65,68,69).

Alterações dos parâmetros laboratoriais antropométricos, clínicos e biológicos

Quase todos os estudos relataram uma alteração no peso e no IMC, sendo o FI inicialmente utilizado como um método de perda de peso. No entanto, um número razoável de estudos teve em conta parâmetros clínicos e biomarcadores da síndrome metabólica, correlacionando as alterações no microbiota intestinal, devidas à IF, com benefícios para a saúde metabólica.

Alterações de peso e IMC

A perda de peso variou de 1,6 kg a 5,9 kg, com reduções no IMC entre 1,32 e 4,0 pontos. A percentagem de gordura corporal (BFP) diminuiu até 1,68%. O estudo mais eficaz na promoção da perda de peso foi o de Mesnage et al. que registou uma perda de peso de -5,9 ± 0,8 kg, conseguida através de 10 dias de jejum de Buchinger seguidos de um período de realimentação. Este estudo também registou melhorias significativas na circunferência abdominal e na pressão arterial (63). Seguido por Stanislawski et al. que registou uma diminuição de peso de 5,8 ± 3,8 kg e uma redução na circunferência da cintura (8,3 ± 5,7 cm) através de um protocolo ADF (68). Em contraste, Ferrocino et al. documentaram uma redução de 4,7% no peso corporal utilizando o Time-Restricted Eating (TRE) combinado com uma dieta mediterrânica e atividade física (57).

Khan et al. foi o único estudo que descobriu que os indivíduos com peso normal mantiveram ou ganharam ligeiramente peso, enquanto os indivíduos com excesso de peso perderam peso, sugerindo que o IF pode normalizar o peso em diferentes grupos (60).

Melhoria do perfil lipídico

Guo et al. registaram uma diminuição dos triglicéridos séricos. Khan et al. observaram uma diminuição do colesterol total e do LDL, com um aumento do HDL(52). Zeb et al. registaram uma diminuição do colesterol total e dos TAG, bem como um aumento do colesterol HDL(15). Ozkul et al. registaram uma diminuição dos níveis de glicose e do colesterol total(66). Mesnage et al. registaram uma redução dos TAG e do colesterol total (que regressou à linha de base após 12 semanas)(63).

Sensibilidade à insulina

Guo et al. registaram uma diminuição da insulina sérica e da resistência à insulina (HOMA-IR)(52), enquanto Xie et al. observaram uma redução do HOMA-IR(69). Mesnage et al. registaram uma redução da glicose e da insulina(63). Ozkul et al. registaram reduções nos níveis de glicose(66).

Pressão arterial

Maifeld et al. documentaram uma diminuição da PAS e da PAM em ambulatório de 24 horas, e Mesnage et al. observaram uma diminuição da PAS e da PAD, que regressaram à linha de base após 12 semanas(53,63).

Marcadores Inflamatórios e Metabólicos

Guo et al. observaram uma diminuição do sCD40L plasmático, da leptina plasmática, do MDA e do ADMA, juntamente com um aumento do nitrato total plasmático, das adipocinas e da adiponectina(52). Mesnage et al. relataram uma diminuição da contagem de leucócitos no sangue e um aumento de IL-6, IL-10, interferão γ e TNFa após a amamentação em comparação com a linha de base(63). No entanto, Mindikoglu et al. verificaram que os parâmetros metabólicos clínicos e os biomarcadores metabólicos séricos não sofreram alterações significativas(64). Além disso, Xie et al. observaram uma diminuição do TNF-a e da IL-8(69).

Biomarcadores hepáticos

Alguns estudos encontraram uma alteração significativa nos biomarcadores hepáticos. Zeb et al. registaram uma diminuição da PAL, γ-GT, AST e ALT (15), ao lado de Xie et al. que encontraram uma diminuição da AST no grupo eTRF (69).

Aumento da atividade física

Remely et al. relataram um aumento do movimento diário e da atividade física(67).

Bem-estar emocional e físico

Mesnage et al. registaram um aumento do bem-estar emocional (que regressou à linha de base após 12 semanas) e um aumento do bem-estar físico (mantido ao fim de 12 semanas)(63).

Mudanças na dieta

Ali et al. encontraram alterações alimentares significativas durante o jejum do Ramadão: a dieta chinesa registou uma diminuição da ingestão de vegetais e feijões e um aumento da ingestão de aves, enquanto a dieta paquistanesa registou um aumento significativo da ingestão de cereais, marisco, aves e vegetais(55).

Sintomas gastrointestinais

Mohr et al. registaram uma diminuição dos sintomas gastrointestinais, tal como avaliados pelas pontuações GSRS(65).

Análise multiómica e alterações na metabolómica do hospedeiro, vias metabólicas e expressão genética

A maioria dos estudos incluídos integrou um ou outro aspeto da análise multi-ómica na sua abordagem para detetar o impacto do FI no microbiota intestinal e na saúde humana em geral. Dos 15 estudos que incluíram a análise multi-ómica, cinco detectaram uma alteração nos AGCC (52,59,61-63). Três estudos encontraram uma alteração nas vias metabólicas (54,59,65). Cinco estudos encontraram alterações relacionadas com os genes do relógio e o anti-envelhecimento(15,61,62,64,69). Além disso, tanto o estudo de Mindikoglu et al. como o de Chen et al. encontraram alterações multiómicas com propriedades anticancerígenas(56,64).

Estas alterações nos níveis de metabolitos sugerem que o jejum intermitente pode aumentar a produção de metabolitos benéficos com propriedades anti-inflamatórias e protectoras, potencialmente atenuando alguns efeitos adversos associados à restrição calórica e proporcionando benefícios terapêuticos(70).

Imunómica

O estudo de Maifeld et al. aplicou uma estratégia multiómica única que combina a análise do microbioma intestinal com a imunofenotipagem em doentes com síndrome metabólica. Os resultados mostraram uma redução nas células T CD4+ e nas células B, enquanto as células imunes inatas, como os monócitos e as células dendríticas plasmocitóides, aumentaram. Esta mudança implica que o jejum pode aumentar a imunidade inata enquanto reduz a inflamação (53).

Metabolómica: Metabolismo energético, saúde cardiovascular e metabólica

Estudos demonstraram uma melhoria da saúde metabólica e cardiovascular através do aumento da produção de AGCC e da redução dos marcadores inflamatórios. Guo et al. encontraram SCFAs elevados e lipopolissacarídeos (LPS) reduzidos, enquanto Hu et al. relataram um enriquecimento nas vias ligadas ao ciclo do citrato e ao metabolismo dos hidratos de carbono. Mesnage et al. observaram alterações significativas nos BCAAs e SCFAs durante o jejum de Buchinger, influenciando positivamente o metabolismo energético e a inflamação. Em Mohr et al., o jejum alterou metabolitos como a serina, o citrato e o ácido glucurónico, que estão associados ao metabolismo energético e à desintoxicação. Para além do TMAO, que está associado ao aumento das doenças cardíacas, mas que parece estar também relacionado com a dieta(65).

O estudo de Chen et al., uma continuação do estudo de Ali et al., identificou metabolitos fecais distintos potencialmente influenciados tanto pela etnia como pelo comportamento alimentar(55,56). Após o jejum, os participantes chineses apresentaram aumentos significativos de L-histidina, lycofawcine e cordycepin, compostos associados a efeitos anti-inflamatórios e neuroprotecção (71,72). Em contraste, os participantes paquistaneses apresentaram níveis mais elevados de brucina, um composto anti-inflamatório e analgésico, juntamente com uma diminuição da isofebrifugina, um alcaloide conhecido por inibir a proliferação, migração e invasão de células cancerígenas do estômago (73,74).

Ritmo circadiano e anti-envelhecimento

Vários estudos destacaram o impacto do FI na regulação do ritmo circadiano e nos processos anti-envelhecimento. Lilja et al., Zeb et al. e Xie et al. registaram a regulação positiva de genes como SIRT1, FoxO1 e Bmal1, que são fundamentais para a longevidade e a regulação do relógio circadiano(15,61,62,69).

Proteómica

Em Mindikoglu et al., o jejum aumentou as proteínas envolvidas na reparação do ADN, na regulação imunitária e no metabolismo da glicose/lípidos, contribuindo para uma assinatura proteómica anticancerígena e para uma melhor função cognitiva (64).

Tabela 3.Resumo das modificações significativas do microbiota intestinal.

Referência	Tipo de análise	Abundância de filos e géneros	Alphadiversity	Betadiversity	Análise multi-ómica	Outras alterações
Ali et al., "Ramadan Fasting Leads to Shifts in Human Gut Microbiota Structured by	Sequenciação do gene 16S rRNA	-Ao nível do filo: ^Proteobacteria (análises de grupos combinados)	Não há diferença significativa (A diferença	Mudança significativa para o Paquistão	-	Dieta chinesa: diminuição significativa da ingestão de
Composição dietética ". (55)		| Firmicutes (grupo paquistanês) ^ Bacteroidetes (grupo	ces em alfa diversit y foram motivados pela etnia e	mas a estabilidade para o grupo global grupo		legumes e feijões. Aumento do consumo de aves de

		paquistanês) ^Bacteroidetes (grupo chinês) **-Ao nível do género:** ^Clostridium cluster XIVa, Coprococcus ^Dorea, Klebsiella, e Faecalibacterium (análises de grupos combinados) ^Sutterella, Parabacteroides (grupo paquistanês)	não pelo jejum)			capoeira. Dieta paquistanesa: aumento significativo da ingestão de cereais, marisco, aves de capoeira e legumes
Chen et al., "Shifts in Fecal Metabolite Profiles Associated With Ramadan Fasting Among Chinese and Pakistani Individuals " (56)	Sequenciação do gene 16S rRNA	-	-	-	metabolómica fecal ^L-histidina, licofawcina e cordicepina (grupo chinês) ^brucina (grupo paquistanês) ^alcaloide isofebrifugina (grupo paquistanês)	-
Ferrocino et al., " The Effects of Time-Restricted Eating on Metabolism e Microbiota intestinal ". (57)	Sequenciação do gene 16S rRNA	**-A nível familiar:** ^Anaerovoracaceae, Christensenellaceae, Lachnospiraceae **-Ao nível do género:** *Apenas para o grupo TRE: ^Lactobacillus,	Nenhuma diferença significativa	Nenhuma diferença significativa	-	Perda de peso significativa para o TRE em comparação com o grupo de controlo (-4,7% do peso corporal)

		Megasphaera, Turicibacter, Butyricicoccus Catenibacteriu m e Escherichia *TRE em comparação com o grupo de controlo: Tl Parasutterella e Romboutsia				
Guo et al., "Intermitten t Fasting Improves Cardiometab olic Risk Factors and Alters Gut Microbiota in Metabolic Syndrome Patients ".(52)	Sequenciaçã o do gene 16S rRNA	-Ao nível do filo: ^Firmicutes e Spirochaetes -A nível familiar: ^Ruminococc acea -Ao nível do género: ^Roseburia	Nenhuma diferença significativa	Mudança significativa com o UniFrac não ponderado Nenhuma diferença significativa com o UniFrac ponderado	Metabolitos plasmáticos: oTISCFAs \ILPS	\IIMC, peso (4,0%), perímetro da cintura, massa gorda, índice de gordura visceral \I Insulina sérica e resistência à insulina (HOMA- IR), triglicéridos \Iplasma sCD40L, leptina plasmática, MDA, ADMA
						^nitrato total plasmático, adipocinas e adiponectas em
He et al., "Fasting challenges human gut microbiome resilience and reduces Fusobacteriu m ".(58)	Sequenciaçã o do gene 16S rRNA	*Para o grupo 1: -Ao nível da família: Lachnospira ceae -Ao nível do género: \I Fusobacteri um, Succinivibrio e Oscillospira (ou Ruminococcac	Efeito heterogéne o significativo entre indivíduos	Efeito heterogéneo significativo entre indivíduos	-	-

		eae) ^Prevotella e Haemophilus *Para o grupo 2: ^Catenibacte rium				
Hu et al., "Intermitten t Fasting Modulates the Intestinal Microbiota and Improves Obesity and Host Energy Metabolism " .(59)	Sequência metagénica de disparos	-**Ao nível do género:** Parabacteroide s, Bacteroides e Fusicatenibact er -**A nível da espécie :** ^Parabactero ides merdae, Parabacteroid es distasonis, Fusicatenibact er saccharivoran s, Bacteroides			Enriquecimento de vias funcionais: ^Metabolismo do carbono, ciclo do citrato e pentose fosfato (possivelmente conduzem a um aumento da produção de AGCC) ^genes que codificam a atividade dos hidratos de carbono	^peso (-3,67 kg), IMC (1,32), IA (1,23)
		uniformis, Bacteroides thetaiotaomic ron, e Bacteroides cellulosilyticus \I Clostridium spp, Clostridium Q spp, Enterocloster spp, Coprococcus sp900066115 e Agathobacter rectalis			enzimática (CAZ)	
Khan et al., "Intermitten t fasting positively modulates human gut microbial	Sequenciaçã o do gene 16S rRNA	-**A nível do género:** A Bifidobacter ia e o Lactobacillus aumentaram nos cinco	Aumento significativo da diversidade (exceto no grupo das mulheres	Mudança para os obesos grupo	-	Variação de peso: +Os machos com peso normal mantiveram o peso, os machos com

diversity and ameliorates blood lipid profile ".(60)		grupos	obesas)			peso inferior ao normal ganharam 1-2 kg, as fêmeas com peso normal ganharam peso (dentro do IMC normal), as fêmeas com peso inferior ao normal ganharam peso, as fêmeas obesas/com peso inferior ao normal perderam peso.
						\I Colesterol total, LDL TIHDL
Lilja et al., "Fasting and Fasting Mimetic Supplementa tion Address Sirtuin Expression, miRNA and Microbiota Composition ".(61)	Não mencionado	-Ao nível do filo: \I Euryarchaeo ta /^ Cyanobacter ia, Proteobacteri a, TM7 e Fusobacteria	-	-	Nível de ^butirato ^ expressão dos genes: Fo xO1, MLH1, PDK4e SIRT1	^peso 4,5 kg (participa na suplementaçã o perderam 0,5 kg em média) TIBHB
Lilja et al., "Five Days Periodic Fasting Elevates Levels of Longevity Related Christensenel la and Sirtuin Expression in	Sequenciaçã o do gene 16S rRNA	\Rácio Firmicutes/ Bacteroidetes -A nível de filo: ^ Fusobacteria, TM7e Proteobacteri a ^Euryarchaeo ta	Nenhuma diferença significativa	Alteração significativa entre os dois grupos (agrupament o dos seus padrões de bandas no gráfico PCoA)	TISCFA (butirato) produzido, Expressão génica: T<FoxO1, SIRT1, SIRT3, miRlet7b-5p e PDK4 \ImiR34a-5p	^peso (- 4,26 kg), TIBHB, Teor relativo de ADN mitocondrial (mt) no sangue

Humans. "(62)		-**Ao nível do género:** ^Actinomyce s, Granulicatella, Roseburia, Rothia, Ruminococcus \IEggerthella, e Christensenell a -**A nível da espécie:** \Faecalibacte rium Prausnitzii E espécies não específicas :				
		TI Actinomyces, Christensenell a, Coprobacillus, lenta, Granulicatella, mucilaginosa, Staphylococcu s, Erysipelotrich aceae, Gemellaceae, Peptostreptoc occus, dentocariosa, Rothia, TM7-3, Burkholderiale s, Succinivibrio, Fusobacteriu m, Leuconostoca ceae \I Dialister, Clostridiaceae e Ruminococcac eae				
Maifeld et al.,	Sequenciaçã	*Grupo de	Nenhuma	Nenhuma	\ICD3+, células T	\I24 h em

			diferença significativa	diferença significativa		
" Fasting Alters the Gut Microbiome Reducing Blood Pressure and Body Weight in Metabolic Syndrome Patients " (53)	o metagrómica de tiros	jejum: **-Ao nível das espécies** (de clostridial firmicutes) : \l Faecalibacterium prausnitzii, Eubacterium rectale e Coprococcus comes (revertido após a realimentação) **-A nível da família:** \Enterobacteriaceae **-Ao nível das espécies: \l** Escherichia coli (persistente após a refacção) *Alterações específicas para os respondedores de BP: **-Ao nível do filo:** Bacteroides, Firmicutes **-Ao nível do género:** \lActinomyce s **-A nível da espécie:** \Faecalibacterium rium prausnitzii			CD4+ e células B CD19+ ^Monócitos (CD14 +CD11c+CD19 - CD3-) e células T TCRY/5+ Células dendríticas plasmocitóides TI (CD123+CD14 -CD16-HLA- DR+) \Células Th17 pró-inflamatórias, produtoras de TNFa, IFNY e células Th1 pró-inflamatórias e MAITs produtoras de TNFa e IFNY	ambulatório y SBP e MAP \IBMI e peso corporal
Mesnage et al., " Changes in Human Gut Microbiota Composition	Sequenciação do gene 16S rRNA	inversão do rácio Firmicutes/Bacteroidetes (regressou à	Nenhuma diferença significativa	Nenhuma diferença significativa	TIBCAA (regressou à linha de base após a realimentação)	^peso (-5,9 ± 0,8) kg), circunferência abdominal, PAS e PAD

Are Linked to the Energy Metabolic Switch during 10 d of Buchinger Fasting. "(63)		linha de base após 12 semanas) devido a : **-Ao nível do filo:** \Abundância relativa de Firmicutes: **-A nível familiar:**			\I BCAA (após 12 semanas em comparação com a linha de base) \li-butirato e valerato (durante a realimentação) TlSCFA (às 12 semanas em comparação com a linha de base)	(voltaram à linha de base após 12 semanas) ^glicose, insulina, TAG e
		\I Família Lachnospira ceae **-Ao nível das espécies:** Fusicatenibact er saccharivoran s, Lachnospira pectinoschiza, Coprococcus_ 2 eutactus, Pseudobutyriv ibrio spp., Roseburia faecis **-A nível familiar:** \A família Ruminococcac eae **-A nível da espécie:** Faecalibacteri um prausnitzii, Ruminococcus _1 bicirculans, Ruminococcus _2 bromii **-Ao nível do filo:** abundância de Bacteroides: **-A nível das**			^LBP plasmático THL-6, IL-10, interferão Y e TNFa (após a realimentação em comparação com a linha de base) ^ lisozima fecal (regressou à linha de base após 12 semanas)	colesterol (regressou à linha de base após 12 semanas) ^Bem-estar emocional (regressou à linha de base após 12 semanas) ^Bem-estar físico (mantido após 12 semanas) ^contagem de leucócitos no sangue

		espécies: Bacteroides nordii e Bacteroides fragilis **-Ao nível do filo:** Abundância de proteobactérias **-A nível da espécie:** E. coli, Bilophila wadsworthia				
Mindikoglu et al., "O jejum intermitente do amanhecer ao pôr do sol durante 30 dias consecutivos está associado a uma assinatura proteómica anticanceríge na e regula positivamente as principais proteínas reguladoras do metabolismo da glicose e dos lípidos, do relógio circadiano, da reparação do ADN, da remodelação do citoesqueleto, do sistema imunitário e	Sequenciaçã o do gene 16S rRNA	duas ordens dominantes entre os taxa abundantes: Clostridiales (Firmicutes) e Bacteroidales (Bacteroidetes)	Nenhuma diferença significativa	Nenhuma diferença significativa	Proteómica: Assinatura proteómica anticancerígena: TILATS1, CFHR1e COLEC10 \IB4GALT1, ASAP1, FMO5, RRBP1, TNKS2, HUWE1, ARHGEF28, PALB2, SMOC1, IRAK3 e MUC20 - Proteína de reparação do ADN: TICEP164 - Proteína do relógio circadiano: TINR1D1 - Proteína Imunoregulador a Hepática: TIASGR2 - Proteínas de função cognitiva e neuropsíquica: TIHOMER1 \IAPP, ARPP21e SYNE1 - Metabolismo da	-Os parâmetros clínicos metabólicos e os biomarcadores metabólicos séricos não sofreram alterações significativas

da função cognitiva em indivíduos saudáveis" (64).					glicose e dos lípidos, sinalização da insulina, citoesqueleto de actina	
					Proteínas de remodelação: TITPM3, TPM4, PLIN4, CFL1 e PKM	
Mohr et al., "Exploratory analysis of one versus two-day intermittent fasting protocols on the gut microbiome and plasma metabolome in adults with overweight/obesity ".(65)	Sequenciação do gene 16S rRNA	**-A nível do género:** *Grupo 1: ^Sellimonas (família Lachnospiraceae) ^Incertae Sedis (género não classificado da família Ruminococcaceae) e Eubacterium fissicatena *Grupo 2: ^ Incertae Sedis (família Ruminococcaceae) ^Eubacteriu m ventriosum	Nenhuma diferença significativa	Diferença global significativa após o jejum (sem diferença na alteração da dissimilarida de entre os dois grupos)	- Metabolómicas: Eserina, TMAO, ácido levulínico, ácido 3-aminobutírico, citrato, isocitrato e ácido glucurónico - Vias funcionais: *Grupo 1: Biossíntese II do peptidoglicano e biossíntese II do corismato *Grupo 2: degradação dos nucleótidos de adenosina IV -a concentração fecal de SCFAs não se alterou significativamen te	\IBFP, sintomas gastrointestina is (avaliados com as pontuações GSRS)
Ozkul, Yalinay, et Karakan, "O jejum islâmico conduz a um aumento da abundância de Akkermansia Muciniphila	Sequenciação do gene 16S rRNA Com um iniciador específico da espécie	**-Ao nível das espécies:** ^Akkermansi a muciniphila e Bacteroides fragilis	-	-	-	^níveis de glicose, colesterol total
e do grupo	amplificaçã					

Bacteroides Fragilis: Um Estudo Preliminar sobre o Jejum Intermitente. "(66)	o					
Remely et al., "Aumento da diversidade da microbiota intestinal e da abundância de Faécalibacterium Prausnitzii e Akkermansia após o jejum: A Pilot Study. "(67)	Sequenciação do gene 16S rRNA com amplificação de iniciadores específicos de grupos	-não há alterações significativas no rácio de Firmicutes/Bacteroidetes *Após jejum: -**Ao nível do género:** Lactobacilos, Enterobacter e Akkermansia * apenas após a ingestão de probióticos -**A nível da espécie:** ^Faecalibacterium prausnitzii	Aumento significativo	-	-	^ movimento diário e atividade física
Stanislawski et al., " The Gut Microbiota during a Behavioral Weight Loss Intervention " (68)	Sequenciação do gene 16S rRNA	*Para ambos os grupos: -**A nível do género:** ^ Bacteroides Parabacteroides e Alistipes \I Subdoligranulum e Collinsella *Para o grupo em jejum em comparação com o controlo: -**A nível do género:** ^Akkermansi a	Aumento significativo (sem diferença significativa entre os grupos)	Mudança significativa (ponderação Unifac e ponderação) (sem diferença significativa entre os grupos)	-	\I Peso (5,8 ± 3,8 kg), circunferência da cintura (8,3 ± 5,7 cm)
Su et al., "Remodeling	Sequenciação do gene	-**A nível familiar:**	-Coorte 1: mudança	Mudança significativa	-Vias funcionais: degradação da	-Coorte 1: ^peso (3,45%

of the Gut Microbiome during Ramadan-Associated Intermittent Fasting" (Remodelação do microbioma intestinal durante o jejum intermitente associado ao Ramadão). "(54)	16S rRNA	^Lachnospiraceae e Ruminococcaceae \lPrevotellaceae	significativa -Coorte 2: Sem alterações significativas	para ambos os grupos (Bray-Curtis PCA)	mucina funções metabólicas associadas	-do peso corporal) -Coorte 2: Peso \l, BFP (1,68 ±0,85%)
Xie et al., "Randomize d Controlled Trial for Time-Restricted Eating in Healthy Volunteers without Obesity " (69).	"Sequenciaçã o do gene 16S rRNA	Não foram encontradas diferenças significativas nas abundâncias relativas	Aumento significativo para o grupo eTRF	-	-Expressão do relógio genes: *Grupo eTRF: Expressão do ARNm de TlBMALl, PER2, e SIRT1 *grupo mTRF: Expressão de mRNA de TIPER2 Expressão do ARNm de \lPER1 - ritmos diários da concentração de adipocinas no plasma s: A eTRF influenciou os ritmos diários da grelina e da resistina	*Grupo eTRF: \l Consumo de energia, HOMA-IR, peso (1,6 ± 1,4 kg), BFP, TNF-a, IL- 8, AST ^pT regs *grupo mTRF: ^Ingestão de energia
Zeb et al., "Effect of Time-Restricted	gene 16S rRNA	- **A nível familiar:** ^ Prevotellaceae e	Aumento significativo de	Alteração significativa	-Expressão dos genes de relógio:	\Colesterol total, TAG,
Alimentação no Risco	sequenciaçã o	Bacteroidacea e	Diversidade		^nível de ARNm de Bmall e	PAL, y-GT, AST, ALT

Metabólico e no Ritmo Circadiano Associado ao Microbioma Intestinal em Homens Saudáveis. "(15)					Sirtl	TIHDL-colesterol

Ʌ: diminuição, Ꙥ: aumento/aprimoramento/enriquecimento, IMC: índice de massa corporal, Homa-IR: Avaliação do modelo homeostático para a insulina Resistência, MDA: Malondialdeído (marcador do stress oxidativo e do estado antioxidante), ADMA: Dimetilarginina assimétrica (envolvida na função endotelial), LPS: lipopolissacárido, LBP: proteína de ligação ao lipopolissacárido, SCFA: ácidos gordos de cadeia curta (acetato, propionato, butirato), LDL: lipoproteína de baixa densidade, HDL: lipoproteína de alta densidade, IA: índice de aterosclerose = (CT - HDL-C)/HDL-C, TAG: triglicéridos, PAL: fosfatase alcalina, γ-GT: γ-glutamil transferase, AST: aspartato aminotransferase, ALT: alanina aminotransferase, BHB: corpos cetónicos R-hidroxibutirato, PAS: pressão arterial sistólica, PAD: pressão arterial diastólica, PAM: pressão arterial média, Bem-estar emocional e físico: avaliado por escalas de classificação numérica (zero é muito mau e 10 é excelente), BCAA: aminoácidos aromáticos e de cadeia ramificada, GSRS :Escala de classificação dos sintomas gastrointestinais com 15 perguntas (perguntas sobre sintomas de azia, refluxo ácido, náuseas, arrotos, flatulência, inchaço, náuseas, dor abdominal superior, náuseas e defecação), pTregs: células T reguladoras periféricas, BFP: percentagem de gordura corporal,

Qualidade dos estudos avaliados

Globalmente, apenas alguns estudos (15%) apresentaram uma validade interna fraca ou um risco elevado de enviesamento na avaliação da qualidade. Este resultado deve-se principalmente à falta de um relatório rigoroso. A maioria dos estudos, independentemente de se tratar de um ensaio controlado ou de um estudo de coorte, era de boa qualidade (45%) ou aceitável (21%), o que significa que os resultados do estudo são atribuíveis com exatidão à exposição em avaliação e não a problemas na organização ou execução do estudo. Por outras palavras, o estudo pode fazer inferências sobre a forma como as exposições sob investigação afectam os resultados. Não se registou uma associação significativa entre a qualidade do estudo e os principais resultados. O resumo da qualidade dos estudos avaliados encontra-se na Tabela 4.

Tabela 4: Resumo da qualidade dos estudos incluídos e do principal risco de viés.

Estudos incluídos	Risco de preconceito	Qualidade do estudo
Ali et al.(55)	Pequena dimensão da amostra; Falta de dados metabolómicos; Necessidade de mais investigação	Bom
Chen et al.(56)	Compensa a falta de metabolómica no estudo de Ali et al.	-
Ferrocino et al. (57)	Tamanho pequeno da amostra; Consumo alimentar auto-relatado; Falta de aleatorização	Aceitável
Guo et al. (52)	Viés de seleção; Falta de ocultação; Consumo alimentar auto-reportado; Risco de falsos positivos na análise estatística	Bom
He et al. (58)	Pequena dimensão da amostra; Ausência de grupo de controlo; Viés de auto-seleção	Bom a aceitável
Hu et al. (59)	Falta de aleatorização e de grupo de controlo; Adesão auto-relatada	Aceitável
Khan et al. (60)	Viés de seleção; Sem ocultação; Potencial viés de comunicação	Aceitável a mau
Lilja et al., 2020 (61)	Randomização e cegamento presentes, mas falta de detalhes sobre os avaliadores de resultados e desistências	Bom
Lilja et al., 2021 (62)	Viés de auto-seleção; Exclusão de participantes sob medicação; Factores de confusão	Aceitável a mau

Maifeld et al. (53)	Viés de seleção; Falta de ocultação; Pequena dimensão da amostra	Bom
Mesnage et al. (63)	Baixo risco de enviesamento; critérios de exclusão claros e monitorização rigorosa dos participantes	Bom
Mindikoglu et al. (64)	Pequena dimensão da amostra; Falta de aleatorização; Sem ajustamento para variáveis de confusão	Aceitável
Mohr et al. (65)	Falta de rigor na conceção e comunicação dos estudos	Pobres
Ozkul et al. (66)	Pequena dimensão da amostra; Recolha de dados limitada; Enviesamento dos métodos de recolha de amostras	Pobres
Remely et al. (67)	Pequena dimensão da amostra; Utilização de laxantes; Falta de grupo de controlo	Aceitável a mau
Stanislawski et al. (68)	Cegamento dos investigadores e dos responsáveis pela recolha de dados; Aleatorização e estratificação	Bom a aceitável
Su et al. (54)	Não foram comunicados enviesamentos importantes; baixo enviesamento na seleção e medição dos participantes	Bom
Xie et al. (69)	Viés de seleção; Tamanho reduzido da amostra; Auto-relato de cumprimento	Bom
Zeb et al. (15)	Falta de aleatorização; Sem ocultação; Taxas de desistência pouco claras	Pobres

4 Discussão

A nossa revisão sistemática teve como objetivo avaliar o impacto do FI na composição do microbiota intestinal e os seus potenciais efeitos nas doenças metabólicas, imunitárias e degenerativas.

Os resultados implicam que o jejum alimentar tem um impacto na abundância e riqueza do microbioma intestinal. As alterações a curto prazo na composição do microbiota intestinal durante o jejum alimentar parecem ser influenciadas pelo estado nutricional e de peso pré-existentes, bem como pelos padrões alimentares anteriores, mas alguns estudos mostraram um regresso à situação inicial após a interrupção do jejum. A reação do microbiota intestinal parece também ser influenciada pelo momento da fase de jejum. Uma descoberta adicional significativa é o facto de o FI promover vantagens metabólicas através do aumento e promoção de espécies bacterianas produtoras de butirato e de vias metabólicas.

Alterações e caraterísticas do microbioma

O microbiota intestinal é composto principalmente por espécies dos filos Bacteroidetes, Firmicutes, Actinobacteria e Proteobacteria. Estas proporções variam ao longo da vida devido a factores como a dieta, os antibióticos e as doenças(75-77). Por volta dos três a cinco anos de idade, a estrutura instável e a composição da microbiota começam a diferenciar-se e a assemelhar-se à microbiota adulta em 40-60% (78). Por exemplo, o rácio Firmicutes/Bacteroidetes é um importante marcador da saúde intestinal, estando um rácio mais elevado frequentemente associado à obesidade e um rácio mais baixo associado à doença inflamatória intestinal(79). Lilja et al. verificaram uma diminuição deste rácio juntamente com um aumento de géneros nocivos.

A abundância de cianobactérias, por exemplo, tende a aumentar nos doentes que sofrem de doenças gastrointestinais, neurodegenerativas, respiratórias, metabólicas e hepáticas(80). Num estudo sobre os Hutterites isolados, as actividades diárias e as práticas sociais influenciaram o microbiota intestinal, estando a Akkermansia associada à obesidade(81).

Alguns estudos observaram que os efeitos da IF na microbiota intestinal se inverteram após o regresso à alimentação regular, especialmente em participantes saudáveis(53,63). Este facto pode dever-se à redução da diversidade microbiana em indivíduos não saudáveis, uma vez que os ecossistemas mais diversificados são geralmente mais resistentes(82,83). A estabilidade, a resiliência e a redundância funcional da microbiota intestinal ajudam a manter a homeostase apesar das alterações nos factores ambientais, como a dieta(84,85).

A investigação indica que os factores ambientais, como os hábitos alimentares a longo prazo, têm uma maior influência no microbiota intestinal do que a genética. Um estudo com gémeos revelou que apenas uma pequena percentagem da composição do microbiota intestinal é hereditária, enquanto a dieta e o estilo de vida são responsáveis por uma maior parte da variabilidade (86). Por exemplo, uma dieta rica em gordura e proteína animal favorece os Bacteroides, enquanto as dietas ricas em hidratos de carbono promovem a Prevotella(87).

Esta associação foi demonstrada pelo estudo de Ali et al. (55), que, utilizando um mapa de calor, observou que a energia derivada de hidratos de carbono, por exemplo, mostrou uma correlação positiva com a presença de Pseudomonas, Alistipes, Parasutterella, mas foi negativamente correlacionada com Prevotella.

Nos ratos, a Prevotella necessita de hidratos de carbono acessíveis à microbiota, derivados da dieta, para persistir, ao contrário da Bacteroides que pode utilizar tanto hidratos de carbono derivados de plantas como do hospedeiro(88).

A gestão da interação entre a dieta e o microbiota é fundamental para a conceção de intervenções dietéticas personalizadas. Embora ainda não haja provas clínicas suficientes para fazer recomendações firmes, a investigação futura deve explorar o impacto das alterações alimentares no microbiota e nos resultados de saúde(83).

Um elemento crucial para compreender os benefícios dos microrganismos é a sua interação entre si. Por exemplo, um estudo sobre ratos sem germes co-colonizados com Bacteroides thetaiotaomicron e Methanobrevibacter smithii mostrou um aumento da obesidade e da colheita de energia em comparação com ratos colonizados apenas com Bacteroides(89). Isto realça a complexidade da previsão de resultados de saúde a partir de alterações microbianas.

Na avaliação do microbiota intestinal e do estado nutricional, a diversidade alfa e beta são indicadores-chave (90). A diversidade alfa mede a riqueza microbiana e está ligada à saúde, estando uma menor diversidade associada a condições como a obesidade, a gravidade do VIH e a doença inflamatória intestinal (91-93). Técnicas emergentes, como as medições baseadas na hiperesfera, visam melhorar a precisão da análise da diversidade beta na deteção de alterações da composição, especialmente em espécies de baixa abundância(94).

Apesar dos avanços, não existe um padrão-ouro para medir a diversidade da microbiota, o que torna difícil interpretar os efeitos da IF na composição microbiana. Algumas espécies que aumentaram após a IF, como a Fusicatenibacter saccharivorans, permanecem mal caracterizadas(59). É necessária mais investigação para clarificar o papel destas espécies na saúde e na doença.

Dada a diversidade, a estabilidade e a resiliência do microbiota intestinal, este funciona como um "superorganismo" ao lado do seu hospedeiro, efectuando processos imunológicos e metabólicos essenciais(95).

Funções do microbiota intestinal e implicações para a saúde humana

Os quatro contextos distintos da função do microbiota intestinal nos seres humanos são: metabólico, protetor, estrutural e neurológico(28).

Função metabólica

A investigação associa o microbiota intestinal à regulação do peso corporal, com transplantes de intestino de indivíduos obesos que levam ao aumento de peso em animais sem germes. Uma revisão sistemática confirma a ligação entre a obesidade e o microbiota intestinal, observando que as intervenções para perda de peso influenciam as alterações microbianas (96-98). Estas alterações podem aumentar a extração de calorias, diminuir as hormonas anorexígenas (GLP-1, PYY, leptina), aumentar o armazenamento de gordura e prejudicar a função de barreira intestinal, promovendo a inflamação (99,100).

Enquanto a obesidade está frequentemente associada a uma redução de Bacteroidetes e a um aumento de Actinobacteria e Prevotella, taxa específicos como Lactobacillus e Bifidobacterium exibem efeitos anti-obesidade (101-103). A Faecalibacterium prausnitzii, uma bactéria produtora de butirato, está associada a uma melhor absorção de energia e a uma redução da inflamação (104). Entre os quatro estudos que relatam alterações significativas em F. prausnitzii, apenas um mostrou uma diminuição na abundância da espécie e não relatou perda de peso (67).

É interessante notar que as alterações na microbiota intestinal ao nível da divisão com base no IMC não correspondem necessariamente a alterações a níveis taxonómicos inferiores e mais específicos, como o nível do género ou da espécie. Por exemplo, o género Bacteroides pode expandir-se em resposta a uma diminuição de Bacteroidetes(105).

Independentemente da perda de peso, tal como demonstrado no estudo de Guo et al., foram descobertas fortes correlações entre citocinas inflamatórias, perfis lipídicos, metabolismo da glucose e diferentes espécies bacterianas (52).

Os metabolitos microbianos intestinais, como os AGCC, o LPS e o TMAO, desempenham papéis essenciais na imunidade e na saúde cardiovascular(106). Os principais produtores identificados de AGCC são as espécies Roseburia, Eubacterium rectale, Faecalibacterium prausnitzii e Clostridium grupos IV e XIVa(107).

O aumento de Roseburia está negativamente associado a distúrbios metabólicos e diabetes, alinhando-se com nossos achados(108). Níveis mais baixos de Eubacterium são observados em pacientes com hipertensão arterial pulmonar, sugerindo a sua importância na saúde metabólica(109,110).

Verificou-se que a bactéria Acidobacteria, um taxon chave na produção de ácido valérico (um preditor de diabetes), diminui em abundância com a IF, correlacionando-se com níveis mais baixos de glicose sérica e HOMA-IR, sugerindo o seu papel nas alterações metabólicas induzidas pela IF(111,112).

Função protetora e estrutural

A microbiota intestinal desempenha um papel crucial na defesa imunitária, impedindo a colonização de bactérias nocivas e mantendo a integridade do epitélio intestinal. As bactérias comensais regulam as funções das células imunitárias através de mecanismos competitivos, tais como o metabolismo dos nutrientes e o ajuste do pH (113,114).

Estudos mostram que os centenários têm uma esperança de vida reduzida devido a respostas pró-inflamatórias desencadeadas por alterações nas Firmicutes e enriquecimento de "patogénicos" (115). Por outro lado, o aumento dos níveis de Christensenella, Bifidobacterium e Akkermansia está associado à longevidade e ao envelhecimento saudável(116), tal como demonstrado por Lilja et al. onde o jejum elevou a expressão de Christensenella e de sirtuínas (61,62). As sirtuínas são reguladores celulares fundamentais que mantêm a homeostasia metabólica(117). Algumas doenças crónicas têm sido associadas a defeitos de expressão das sirtuínas, incluindo a resistência à insulina, a síndrome metabólica, a diabetes, o cancro e as doenças cardíacas(118-120).

Microrganismos como as bifidobactérias têm efeitos protectores contra o cancro colorrectal, enquanto o Fusobacterium nucleatum promove a formação de tumores. As modificações do microbiota intestinal oferecem um potencial terapêutico, com tratamentos baseados no microbiota que se revelam promissores na prevenção do cancro e na saúde metabólica (121).

Uma ecologia intestinal saudável depende da interação entre as células epiteliais intestinais e o microbiota para manter a homeostasia(122). A dieta, particularmente a ingestão de fibras, influencia a espessura do muco e o equilíbrio microbiano, com as bactérias degradadoras de mucina a desempenharem um papel fundamental. Este equilíbrio é crucial para selecionar a microbiota intestinal e apoiar a função de barreira intestinal. As perturbações deste equilíbrio, conhecidas como disbiose intestinal, estão associadas a várias doenças não transmissíveis, incluindo a obesidade, a diabetes e o cancro(123).

Uma bactéria que degrada a mucina, a Akkermansia muciniphila, identificada em indivíduos saudáveis e que aumenta após o jejum (como demonstrado no estudo de Ozkul et al.), está associada a uma melhor saúde metabólica, incluindo um melhor controlo do açúcar no sangue e perda de peso(124). Apesar das suas propriedades de degradação da mucina, a A. muciniphila melhora a função de barreira intestinal e tem efeitos anti-inflamatórios(125).

Função neurológica

O eixo intestino-cérebro é referido como a comunicação entre o microbiota gastrointestinal e o sistema nervoso central. Este diálogo ocorre através de uma variedade de vias, incluindo a produção de neurotransmissores, a modulação do sistema imunitário e o envolvimento do nervo vago(126). A investigação em animais demonstrou que o transplante de microbiota intestinal pode transferir caraterísticas comportamentais. Além disso, a depressão, a doença de Alzheimer, a doença de Parkinson e outras doenças neurológicas têm sido associadas à disbiose do microbiota intestinal(127). Embora esta área de estudo se tenha expandido rapidamente nos últimos tempos, é ainda muito recente. Ainda há muito a aprender sobre a relação entre a microbiota intestinal alterada e certas doenças clínicas, e nem sempre é claro se alguns distúrbios neurológicos são causados ou resultam de uma microbiota intestinal alterada(128).

Por conseguinte, a composição da microbiota intestinal está associada a um grande número de doenças. Relativamente aos resultados dos estudos incluídos na nossa revisão, os resultados em relação à IF variaram desde a perda de peso, impacto cardiovascular e metabólico, efeitos anti-envelhecimento e benefícios anti-inflamatórios a propriedades anti-cancerígenas.

Metodologia de análise do microbiota intestinal

O avanço das tecnologias de sequenciação melhorou significativamente a nossa compreensão da diversidade microbiana. Inicialmente, a sequenciação do gene 16S rRNA foi amplamente utilizada para explorar a taxonomia bacteriana, embora só permitisse a identificação a níveis taxonómicos mais elevados, como o género e a família. Mais recentemente, a sequenciação do metagenoma por shotgun permitiu a identificação de comunidades microbianas ao nível das espécies e estirpes, proporcionando uma visão mais abrangente da composição do microbiota intestinal(129,130).

Para normalizar a extração de ADN fecal e garantir a comparabilidade dos dados, o International Human Microbiome Standard Consortium estabeleceu protocolos em 2015 (131).

Apesar destes avanços, a sequenciação do gene 16S rRNA continua a ter uma especificidade limitada, tal como demonstrado pelo estudo de He et al.(58), em que as correlações entre o jejum e as alterações de Fusobacterium não conseguiram confirmar se a F. nucleatum, associada ao cancro colorrectal, estava especificamente envolvida(132).

A utilização de iniciadores específicos para cada espécie na PCR pode melhorar a resolução da sequenciação do 16S rRNA, permitindo a análise orientada de espécies específicas sem necessidade de uma sequenciação shotgun mais complexa(133). No entanto, o futuro da investigação sobre o microbioma reside na integração da metagenómica com abordagens multiómicas, como a metatranscriptómica, a proteómica e a metabolómica, para captar as interações dinâmicas entre os micróbios e a saúde do hospedeiro(134-137).

Por exemplo, a metaproteómica oferece conhecimentos sobre os aspectos funcionais do microbioma intestinal através da identificação de proteínas microbianas e do hospedeiro, como se viu no estudo de Mindikoglu et al. (64). Esta abordagem tem-se revelado promissora na identificação de biomarcadores para doenças como a doença inflamatória intestinal e o cancro do cólon(138), fazendo avançar as estratégias de diagnóstico e terapêuticas (139).

Distinções do jejum intermitente

A IF reflecte os antigos padrões alimentares humanos, com os primeiros humanos a passarem naturalmente por períodos de jejum. A investigação moderna demonstra os efeitos anti-inflamatórios e imunomoduladores da restrição calórica (RC) sem desnutrição (140). Uma revisão sistemática publicada em 2024, mostrou que Enquanto alguns estudos relatam maior perda de peso e melhorias cardiometabólicas quando a TRE é adicionada à RC, outros não encontram benefícios adicionais (141). Uma meta-análise sobre o jejum periódico não encontrou uma perda significativa de massa gorda, mas observou um aumento da adiponectina e uma redução da leptina, marcadores-chave do metabolismo da glucose e da redução da gordura (142).

Curiosamente, os benefícios da TRE, incluindo a melhoria dos marcadores de saúde, como a redução da circunferência da cintura e a distribuição central da gordura, parecem ser independentes do balanço energético e ligados ao horário das refeições com base nos ritmos circadianos (19,143). Ao contrário da RC, o FI parece ter impacto na microbiota intestinal, independentemente da composição taxonómica inicial (144), tal como observado em estudos como o de Maifeld et al. onde as reduções do IMC não foram os principais factores das alterações metabólicas e imunológicas (53). A IF também melhora o metabolismo dos hidratos de carbono, a produção de AGCC e reduz os níveis plasmáticos de LPS, aliviando a inflamação sistémica, apoiando a função de barreira intestinal e modulando a imunidade (145-147).

Estudos realizados em animais sugerem que a IF pode também ter efeitos ansiolíticos e antidepressivos através de alterações do microbiota intestinal, embora os benefícios para a cognição em indivíduos saudáveis permaneçam pouco claros (148). A IF tem-se mostrado promissora no tratamento de doenças neurológicas como a esclerose múltipla, a epilepsia e a doença de Alzheimer (149). Além disso, ao afetar os ritmos circadianos e o microbiota intestinal, a IF pode ajudar a regular os comportamentos alimentares associados à obesidade (150).

Apesar do seu potencial, a investigação sobre a IF em seres humanos, especialmente no que diz respeito às TRE, continua pouco desenvolvida em comparação com os modelos de roedores. Os microbiomas intestinais do homem e do rato partilham semelhanças funcionais, mas diferem geneticamente, o que pode explicar alguns dos resultados inconsistentes dos estudos em humanos (151). Além disso, os regimes de jejum variam muito entre os estudos, contribuindo para as disparidades nos resultados.

Embora a IF tenha profundos benefícios para a saúde, muitos estudos centram-se em indivíduos jovens e saudáveis, ignorando os efeitos do envelhecimento. Por exemplo, a restrição proteica severa leva à perda de peso em ratos mais velhos, mas não em ratos mais jovens, e a baixa ingestão de proteínas reduz a mortalidade em adultos com menos de 65 anos, mas não em populações mais velhas (152). É necessária uma investigação mais específica sobre as populações vulneráveis, como os idosos e as pessoas com perturbações metabólicas.

No entanto, o jejum não é isento de riscos e a sua segurança continua a ser debatida, sobretudo no que respeita a intervenções a longo prazo e a grupos vulneráveis como as crianças, os idosos, as mulheres grávidas e as pessoas com perturbações alimentares (153). Estudos sobre o jejum do Ramadão relataram um aumento da sonolência, da irritabilidade e do défice cognitivo (154-157). Além disso, como demonstrado no estudo de Xie et al., o TRF precoce foi superior ao TRF posterior, melhorando a diversidade microbiana intestinal e a saúde metabólica (69).

É igualmente importante ter em conta o facto de os vários cronótipos humanos poderem reagir de forma diferente a regimes com restrições de tempo. De facto, uma investigação recente mostrou que o cronótipo pode ter um impacto significativo no início da noite biológica. Os cronótipos "tardios" têm um início da melatonina significativamente mais tardio (mesmo por volta da 1:00 da manhã), os cronótipos "precoces" têm um início precoce da melatonina, por volta das 19:00 (158). Consequentemente, o jantar às 19h00 é uma refeição de início de ciclo para este último grupo, mas não para os cronótipos precoces, o que pode afetar o sucesso da TRE (159).

Por conseguinte, não existe um horário de jejum ideal devido à falta de informação consistente. As recomendações actuais para a perda de peso aconselham frequentemente a ingestão de refeições regulares para evitar a fome. No entanto, não é claro se os períodos de fome ou de jejum se seguem sempre a períodos de ingestão excessiva de alimentos(22). Em última análise, para aqueles que conseguem tolerar o jejum, o IF pode oferecer um método viável para melhorar a saúde metabólica e promover a perda de peso através de alterações na microbiota intestinal(160).

Pontos fortes e limites da revisão

A nossa revisão é a primeira, tanto quanto sabemos, revisão sistemática que examina apenas estudos experimentais em humanos que exploram o impacto da IF no microbioma intestinal humano, integrando a análise multi-ómica.

Utilizámos uma metodologia ampla e estruturada, seguindo as diretrizes PRISMA, que assegura a inclusão sistemática de estudos relevantes e minimiza os vieses. Incluímos especificamente apenas investigação original em seres humanos, com a maioria dos estudos a apresentar um baixo risco de enviesamento. Esta abordagem reforça a relevância dos resultados para aplicações clínicas e impede a generalização a partir de estudos em animais. Além disso, apesar de não termos encontrado qualquer significância estatística entre as caraterísticas dos estudos e os resultados, utilizámos uma análise estatística adequada, incluindo o SPSS para associações significativas, reforçando a robustez da revisão.

O âmbito abrangente da revisão, que inclui uma variedade de metodologias como a sequenciação do rRNA 16S, a metagenómica, a metabolómica e a proteómica, constitui um ponto forte significativo. Ao incorporar técnicas multiómicas, a revisão proporciona uma compreensão mais profunda dos mecanismos moleculares subjacentes aos efeitos da IF(26).

Além disso, o foco da revisão nos resultados de saúde, tais como saúde metabólica, anti-envelhecimento e marcadores de cancro, garante que os resultados são clinicamente relevantes. Apesar da heterogeneidade nos desenhos dos estudos e nas populações, identificámos padrões consistentes de alterações microbianas, contribuindo para uma compreensão mais clara dos efeitos da IF. Além disso, ao identificar as principais lacunas de conhecimento e áreas para investigação futura, a revisão fornece orientações valiosas para o avanço do campo.

No entanto, existem limitações. A variabilidade dos protocolos de FI, das caraterísticas dos participantes e dos desenhos dos estudos dificulta as comparações diretas e a síntese dos resultados. Os diferentes regimes de jejum (por exemplo, alimentação com restrição de tempo, jejum em dias alternados, jejum no Ramadão) e os diferentes períodos de intervenção introduzem variabilidade, dificultando a obtenção de conclusões definitivas. Além disso, a representação geográfica limitada, mais de metade dos estudos centrados em coortes chinesas, pode afetar a generalização dos resultados a populações mais vastas.

O viés de confusão continua a ser um desafio, uma vez que muitos estudos não abordaram adequadamente factores de confusão significativos. Além disso, o potencial de viés de publicação, com estudos que relatam resultados significativos com maior probabilidade de serem publicados, poderia distorcer as conclusões gerais no sentido de resultados positivos. As pequenas dimensões das amostras em muitos estudos, particularmente naqueles com menos de 20 participantes, também limitam a generalização dos resultados(161).

O recurso a diferentes métodos de sequenciação e de análise introduz uma variabilidade adicional. As diferenças nas técnicas de extração de ADN, nas plataformas de sequenciação e nas condutas de análise de dados complicam a identificação dos taxa microbianos e das suas abundâncias relativas(131). Nem todos os estudos utilizaram índices consistentes para a diversidade alfa e beta, limitando a capacidade de comparar quantitativamente a diversidade microbiana entre protocolos de jejum.

Por último, embora a revisão incorpore abordagens multiómicas, não capta todos os aspectos da complexidade do microbioma, como a expressão genética funcional e as interações microbianas.

No entanto, os avanços nas tecnologias "ómicas" prometem colmatar estas lacunas na investigação futura(26,33,162,163).

Concluindo, embora a revisão forneça informações valiosas sobre os efeitos do jejum intermitente na microbiota intestinal e na saúde, a variabilidade dos desenhos dos estudos, o potencial de viés de publicação e as limitações na consistência metodológica realçam a necessidade de estudos mais padronizados e em maior escala para validar estes resultados e elucidar melhor as complexas interações entre a dieta, a microbiota e a saúde.

Direcções futuras para a investigação

A investigação futura deve adotar metodologias mais robustas, incluindo avaliações de base da composição microbiana para medir com precisão o impacto do jejum na microbiota intestinal. A comparação de diferentes populações, como indivíduos saudáveis e não saudáveis, proporcionará uma visão diferenciada, e períodos de estudo mais longos ajudarão a compreender os efeitos a longo prazo do jejum.

A documentação pormenorizada da ingestão alimentar é essencial para isolar os efeitos específicos do jejum.

Para melhorar a monitorização da conformidade em ensaios aleatórios controlados, podem ser utilizados biomarcadores como os níveis de cetonas no plasma para acompanhar as mudanças metabólicas durante o jejum, da lipidogénese para a mobilização de gordura. Quando esta mudança metabólica ocorre, as cetonas tornam-se a principal fonte de combustível, tornando os regimes de jejum mais sustentáveis (164).

A atividade física é outro fator chave, como evidenciado por estudos recentes que mostram uma melhoria da resistência em homens que combinam o jejum com o treino com pesos (165). O exercício, particularmente em atletas em comparação com controlos sedentários, está associado a alterações benéficas da microbiota intestinal, como o aumento dos AGCC como o butirato e o acetato, que melhoram a renovação muscular e a saúde em geral (166). Outros estudos devem investigar os efeitos combinados da IF e do exercício físico no bem-estar físico e mental.

A bioinformática, um domínio que aplica conceitos da biologia, física, matemática e ciências da computação, desempenhará um papel crucial no avanço da investigação sobre o microbioma(167). Graças à sua capacidade de processar grandes conjuntos de dados provenientes da sequenciação de nova geração, a bioinformática pode integrar dados multiómicos, como a metagenómica e a metabolómica, para proporcionar uma visão holística da funcionalidade do microbioma(168). Os algoritmos de aprendizagem automática e de aprendizagem profunda podem ainda identificar tendências e prever caraterísticas do hospedeiro com base nos padrões do microbioma, melhorando a nossa compreensão das comunidades microbianas e das suas implicações para a saúde (169).

O aumento da disponibilidade de dados em bibliotecas públicas facilitará a utilização da aprendizagem automática em conjuntos de dados maiores, melhorando a reprodutibilidade e a normalização dos estudos do microbioma. As estruturas normalizadas são essenciais para garantir resultados fiáveis e minimizar o sobreajuste nos modelos de aprendizagem automática (170).

Por último, o eixo intestino-cérebro é um campo emergente com um potencial de investigação significativo. Embora os estudos em animais tenham explorado a ligação intestino-cérebro, é necessária mais investigação em populações humanas, em particular para compreender como o jejum intermitente e a atividade física afectam os resultados da saúde mental, incluindo a ansiedade, a depressão e a função cognitiva (149,171,172). A compreensão destas ligações poderá conduzir a abordagens holísticas para melhorar a saúde física e mental.

5 Conclusão

Esta revisão sistemática fornece informações significativas sobre os efeitos do IF na microbiota intestinal, destacando seu potencial para influenciar positivamente a saúde metabólica, a inflamação e até mesmo o bem-estar mental. Ao integrar análises multiómicas, descobrimos mudanças importantes nos taxa microbianos, como aumentos em Akkermansia muciniphila, Faecalibacterium prausnitzii e produtores de ácidos gordos de cadeia curta, que estão associados a uma melhor saúde intestinal e regulação metabólica. Apesar da variabilidade nos regimes de jejum e nos desenhos dos estudos, surgiram padrões consistentes, apontando para o impacto único do IF na composição microbiana, independentemente da restrição calórica.

A revisão também revela lacunas importantes na investigação atual. A variabilidade dos desenhos dos estudos, as pequenas dimensões das amostras e a falta de normalização dos métodos de sequenciação e análise de dados limitam a generalização dos resultados. Além disso, poucos estudos exploram os efeitos a longo prazo do FI no microbiota intestinal, e a maioria centra-se em intervenções a curto prazo. O papel do FI na modulação do eixo intestino-cérebro e os seus efeitos na saúde mental permanecem largamente inexplorados, justificando uma investigação mais aprofundada.

A investigação futura deve centrar-se em estudos mais padronizados e de longo prazo, que incluam populações diversificadas e documentação precisa da ingestão alimentar e da atividade física. Os avanços na bioinformática e na aprendizagem automática oferecem ferramentas promissoras para analisar conjuntos de dados grandes e complexos e descobrir ligações mais profundas entre o microbioma e a saúde. Ao compreender os mecanismos subjacentes a estas alterações microbianas, podemos aproveitar melhor os benefícios do FI para uma nutrição e cuidados de saúde personalizados.

Em conclusão, embora as evidências actuais sublinhem o potencial do jejum intermitente para melhorar a microbiota intestinal e a saúde em geral, são necessários mais estudos para desbloquear totalmente o seu potencial terapêutico e abordar as limitações identificadas nesta revisão.

6 Referências

1.   Kang SH, Park YS, Ahn SH, Kim HH. Jejum intermitente: Evidências actuais na prática clínica. Jornal de Obesidade e Síndrome Metabólica. 2020 Jun 30;29(2):81-3.

2.   Anton SD, Moehl K, Donahoo WT, Marosi K, Lee SA, Mainous AG, et al. Flipping the Metabolic Trocar: Understanding and Applying the Health Benefits of Fasting (Compreender e aplicar os benefícios do jejum para a saúde). Obesidade (Silver Spring, Md). 2018 Feb;26(2):254-68.

3.   Gore M, Jyothidasan A, Nagarajan V. Efeitos bioquímicos, metabólicos e clínicos de Jejum intermitente. In: Tappia PS, Bhullar SK, Dhalla NS, editores. Biochemistry of Cardiovascular Dysfunction in Obesity [Internet]. Cham: Springer International Publishing; 2020 [citado 2024 Mar 14]. p. 385-95. Disponível em: https://doi.org/10.1007/978-3-030-47336-5_20

4.   O Papel do Jejum Intermitente e da Dieta na Cognição na População Adulta: Um estudo sistemático Revisão dos Ensaios Controlados Aleatórios | Princípios e Práticas Médicas | Karger Publishers [Internet]. [cited 2024 Mar 14]. Disponível em: https://karger.com/mpp/article/32/2/99/845253/The-Role-of-Intermittent-Fasting-and-Dieting-on

5.   Bhoumik S, Yadawa AK, Srivastava P, Rizvi SI. O jejum intermitente como estratégia anti-envelhecimento. In: Rizvi SI, editor. Emerging Anti-Aging Strategies [Internet]. Singapura: Springer Nature; 2023 [citado 2024 Mar 14]. p. 191-206. Disponível em: https://doi.org/10.1007/978-981-19-7443-4_10

6.   Crittenden AN, Schnorr SL. Visões actuais sobre a nutrição dos caçadores-recolectores e a evolução da a dieta humana. Am J Phys Anthropol. 2017 Jan;162 Suppl 63:84-109.

7.   Walker AK, Yang F, Jiang K, Ji JY, Watts JL, Purushotham A, et al. Papel conservado da SIRT1 ortólogos na inibição dependente do jejum do regulador de lípidos/colesterol SREBP. Genes Dev. 2010 Jul 1;24(13):1403-17.

8.   Mandal S, Simmons N, Awan S, Chamari K, Ahmed I. Jejum intermitente: comer à hora certa para a saúde e o desempenho no exercício. BMJ abre desporto e medicina do exercício. 2022;8(1):e001206.

9.   Popa AD, Nita O, Gherasim A, Enache AI, Caba L, Mihalache L, et al. A Scoping Review of the Relação entre o jejum intermitente e a microbiota intestinal humana: Current Knowledge and Future Diretions. Nutrientes. 2023 Abr 26;15(9):2095.

10.   Marchesi JR, Ravel J. O vocabulário da investigação sobre o microbioma: uma proposta. Microbiome. 2015 Jul 30;3(1):31.

11.   Bora G, Gunna A, Kumar MM, Morya S, Awuchi CG, Menaa F. The Gut microbiota and chronic diseases: Role of probiotics: Gut Microbiota. Jornal de Ciências Aplicadas e Naturais. 2023 Jun 20;15(2):692-703.

12.   Mansuri NM, Mann NK, Rizwan S, Mohamed AE, Elshafey AE, Khadka A, et al. Role of Gut Microbiome in Cardiovascular Events: A Systematic Review. Cureus [Internet]. 2022 Dez 13 [citado 2024 Mar 14];14(12). Available from: https://www.cureus.com/articles/75433-role-of-gut- microbiome-in-cardiovascular-events-a-systematic-review

13.   Irum N, Afzal T, Faraz MH, Aslam Z, Rasheed F. The role of gut microbiota in depression: an analysis of the gut-brain axis. Front Behav Neurosci [Internet]. 2023 Jun 2 [citado 2024 Mar 14];17. Disponível em: https://www.frontiersin.org/articles/10.3389/fnbeh.2023.1185522

14.   Mishra V, Yadav D, Solanki KS, Koul B, Song M. A Review on the Protective Effects of Probiotics against Alzheimer's Disease. Biology. 2024;13(1).

15.   Zeb F, Wu X, Chen L, Fatima S, Haq IU, Chen A, et al. Efeito da alimentação com restrição de tempo no risco metabólico e no ritmo circadiano associado ao microbioma intestinal em homens saudáveis. Br J Nutr. 2020 Jun 14;123(11):1216-26.

16.   Page MJ, McKenzie JE, Bossuyt PM, Boutron I, Hoffmann TC, Mulrow CD, et al. The PRISMA 2020 statement: an updated guideline for reporting systematic reviews. BMJ. 2021 Mar 29;n71.

17.   Biblioteca Cochrane Sobre o PICO | Biblioteca Cochrane [Internet]. [cited 2024 Sep 9]. Disponível em: https://www.cochranelibrary.com/about-pico

18.   Rockers PC, Feigl AB, ROttingen JA, Fretheim A, de Ferranti D, Lavis JN, et al. Study-design selection criteria in systematic reviews of effectiveness of health systems interventions and reforms: A meta-review. Health Policy. 2012 Mar 1;104(3):206-14.

19.   Morales-Suarez-Varela M, Collado Sanchez E, Peraita-Costa I, Llopis-Morales A, Soriano JM. Jejum

intermitente e os possíveis benefícios na obesidade, diabetes e esclerose múltipla: A Systematic Review of Randomized Clinical Trials (Uma revisão sistemática de ensaios clínicos aleatórios). Nutrientes. 2021 Sep 13;13(9):3179.

20. Trepanowski JF, Kroeger CM, Barnosky A, Klempel MC, Bhutani S, Hoddy KK, et al. Effect of Alternate-Day Fasting on Weight Loss, Weight Maintenance, and Cardioprotection Among Metabolically Healthy Obese Adults: A Randomized Clinical Trial. JAMA Intern Med. 2017 Jul 1;177(7):930-8.

21. Chaix A, Manoogian ENC, Melkani GC, Panda S. Alimentação restrita no tempo para prevenir e gerir doenças metabólicas crónicas. Annu Rev Nutr. 2019 Aug 21;39:291-315.

22. Patterson RE, Laughlin GA, LaCroix AZ, Hartman SJ, Natarajan L, Senger CM, et al. Intermittent Fasting and Human Metabolic Health. J Acad Nutr Diet. 2015 Aug;115(8):1203-12.

23. Wilhelmi de Toledo F, Grundler F, Bergouignan A, Drinda S, Michalsen A. Segurança, melhoria da saúde e bem-estar durante um período de jejum de 4 a 21 dias num estudo observacional que incluiu 1422 indivíduos. PLoS One. 2019;14(1):e0209353.

24. Ferramentas de avaliação da qualidade do estudo | NHLBI, NIH [Internet]. [cited 2024 Aug 7]. Disponível em: https://www.nhlbi.nih.gov/health-topics/study-quality-assessment-tools

25. Theis KR, Dheilly NM, Klassen JL, Brucker RM, Baines JF, Bosch TCG, et al. Obtendo o conceito de hologenoma correto: uma estrutura eco-evolutiva para hospedeiros e seus microbiomas. mSystems. 2016 Mar 29;1(2):e00028-16.

26. Bikel S, Valdez-Lara A, Cornejo-Granados F, Rico K, Canizales-Quinteros S, Soberon X, et al. Combinando metagenómica, metatranscriptómica e virómica para explorar novas interações microbianas: para uma compreensão a nível de sistemas do microbioma humano. Comput Struct Biotechnol J. 2015;13:390-401.

27. Ojala T, Hakkinen AE, Kankuri E, Kankainen M. Current concepts, advances, and challenges in deciphering the human microbiota with metatranscriptomics. Trends Genet. 2023 Sep;39(9):686- 702.

28. Adak A, Khan MR. Uma visão da microbiota intestinal e suas funcionalidades. Cell Mol Life Sci. 2019 Feb;76(3):473-93.

29. Schloss PD, Westcott SL. Assessing and Improving Methods Used in Operational Taxonomic Unit-Based Approaches for 16S rRNA Gene Sequence Analysis[v]. Appl Environ Microbiol. 2011 May;77(10):3219-26.

30. Segata N, Izard J, Waldron L, Gevers D, Miropolsky L, Garrett WS, et al. Descoberta e explicação de biomarcadores metagenómicos. Genome Biol. 2011;12(6):R60.

31. Structure, Function and Diversity of the Healthy Human Microbiome (Estrutura, Função e Diversidade do Microbioma Humano Saudável). Nature. 2012 Jun 13;486(7402):207-14.

32. Jovel J, Patterson J, Wang W, Hotte N, O'Keefe S, Mitchel T, et al. Characterization of the Gut Microbiome Using 16S or Shotgun Metagenomics. Front Microbiol. 2016 Abr 20;7:459.

33. Di Carlo P, Serra N, Alduina R, Guarino R, Craxi A, Giammanco A, et al. Uma revisão sistemática sobre dados ómicos (metagenómica, metatranscriptómica e metabolómica) no papel do microbioma na doença da vesícula biliar. Front Physiol. 2022;13:888233.

34. Agus A, Clement K, Sokol H. Gut microbiota-derived metabolites as central regulators in metabolic disorders. Gut. 2021 Jun;70(6):1174-82.

35. Morrison DJ, Preston T. Formation of short chain fatty acids by the gut microbiota and their impact on human metabolism (Formação de ácidos gordos de cadeia curta pelo microbiota intestinal e o seu impacto no metabolismo humano). Gut Microbes. 2016 May 3;7(3):189-200.

36. Ratajczak W, Ryl A, Mizerski A, Walczakiewicz K, Sipak O, Laszczynska M. Immunomodulatory potential of gut microbiome-derived short-chain fatty acids (SCFAs). Ata Biochim Pol. 2019 Mar 4;66(1):1-12.

37. Manos J. O microbioma humano na doença e na patologia. APMIS. 2022 Dec;130(12):690- 705.

38. Thomas C, Pellicciari R, Pruzanski M, Auwerx J, Schoonjans K. Targeting bile-acid signalling for metabolic diseases. Nat Rev Drug Discov. 2008 Aug;7(8):678-93.

39. Kuno T, Hirayama-Kurogi M, Ito S, Ohtsuki S. A redução dos ácidos biliares secundários hepáticos causada pela disbiose induzida por antibióticos a curto prazo diminui os níveis de glicose e triglicéridos no soro do rato. Sci Rep. 2018 Jan 19;8(1):1253.

40. Ma H, Patti ME. Bile acids, obesity, and the metabolic syndrome (Ácidos biliares, obesidade e síndrome metabólica). Melhor Prática Res Clin Gastroenterol. 2014 Aug;28(4):573-83.

41.   Comai S, Bertazzo A, Brughera M, Crotti S. Tryptophan in health and disease. Adv Clin Chem. 2020;95:165-218.

42.   Yano JM, Yu K, Donaldson GP, Shastri GG, Ann P, Ma L, et al. Bactérias indígenas do microbiota intestinal regulam a biossíntese de serotonina do hospedeiro. Cell. 2015 Abr 9;161(2):264-76.

43.   Lavelle A, Sokol H. Gut microbiota-derived metabolites as key actors in inflammatory bowel disease. Nat Rev Gastroenterol Hepatol. 2020 Abr;17(4):223-37.

44.   Tajiri K, Shimizu Y. Aminoácidos de cadeia ramificada em doenças do fígado. Transl Gastroenterol Hepatol. 2018;3:47.

45.   Zhuang R, Ge X, Han L, Yu P, Gong X, Meng Q, et al. Metabolito gerado pelo micróbio intestinal N-óxido de trimetilamina e o risco de diabetes: Uma revisão sistemática e meta-análise de dose-resposta. Obes Rev. 2019 Jun;20(6):883-94.

46.   Morowitz MJ, Carlisle EM, Alverdy JC. Contribuições das bactérias intestinais para a nutrição e o metabolismo no doente crítico. Surg Clin North Am. 2011 Aug;91(4):771-85, viii.

47.   Petersen C, Round JL. Defining dysbiosis and its influence on host immunity and disease. Cell Microbiol. 2014 Jul;16(7):1024-33.

48.   Levy M, Kolodziejczyk AA, Thaiss CA, Elinav E. Dysbiosis and the immune system. Nat Rev Immunol. 2017 Abr;17(4):219-32.

49.   Tiffany CR, Baumler AJ. Disbiose: da ficção à função. Am J Physiol Gastrointest Liver Physiol. 2019 Nov 1;317(5):G602-8.

50.   Rinninella E, Raoul P, Cintoni M, Franceschi F, Abele G, Miggiano D, et al. What is the Healthy Gut Microbiota Composition? A Changing Ecosystem across Age, Environment, Diet, and Diseases. Microorganisms. 2019 Jan;7:14.

51.   Hariton E, Locascio JJ. Randomised controlled trials - the gold standard for effectiveness research. BJOG: An International Journal of Obstetrics & Gynaecology. 2018;125(13):1716-1716.

52.   Guo Y, Luo S, Ye Y, Yin S, Fan J, Xia M. Intermittent Fasting Improves Cardiometabolic Risk Factors and Alters Gut Microbiota in Metabolic Syndrome Patients. J Clin Endocrinol Metab. 2021 Jan 1;106(1):64-79.

53.   Maifeld A, Bartolomaeus H, Lober U, Avery EG, Steckhan N, Marko L, et al. O jejum altera o microbioma intestinal, reduzindo a pressão arterial e o peso corporal em doentes com síndrome metabólica. Nat Commun. 2021 Mar 30;12(1):1970.

54.   Su J, Wang Y, Zhang X, Ma M, Xie Z, Pan Q, et al. Remodelação do microbioma intestinal durante o jejum intermitente associado ao Ramadão. Am J Clin Nutr. 2021 8 de maio;113(5):1332-42.

55.   Ali I, Liu K, Long D, Faisal S, Hilal MG, Ali I, et al. Ramadan Fasting Leads to Shifts in Human Gut Microbiota Structured by Dietary Composition. Front Microbiol [Internet]. 2021 Feb 18 [citado 2024 May 14];12. Disponível em: https://www.frontiersin.org/journals/microbiology/articles/10.3389/fmicb.2021.642999/full

56.   Chen S, Ali I, Li X, Long D, Zhang Y, Long R, et al. Shifts in Fecal Metabolite Profiles Associated With Ramadan Fasting Among Chinese and Pakistani Individuals. Front Nutr [Internet]. 2022 May 3 [citado 2024 May 14];9. Disponível em: https://www.frontiersin.org/articles/10.3389/fnut.2022.845086

57.   Ferrocino I, Pellegrini M, D'Eusebio C, Goitre I, Ponzo V, Fadda M, et al. The Effects of Time- Restricted Eating on Metabolism and Gut Microbiota: Um estudo da vida real. Nutrientes. 2022 Jan;14(13):2569.

58.   He Y, Yin J, Lei J, Liu F, Zheng H, Wang S, et al. O jejum desafia a resiliência do microbioma intestinal humano e reduz o Fusobacterium. Medicina em Microecologia. 2019 Dec 15;1-2:100003.

59.   Hu X, Xia K, Dai M, Han X, Yuan P, Liu J, et al. O jejum intermitente modula a microbiota intestinal e melhora a obesidade e o metabolismo energético do hospedeiro. npj Biofilms Microbiomes. 2023 Abr 7;9(1):19.

60.   Khan MN, Khan SI, Rana MI, Ayyaz A, Khan MY, Imran M. O jejum intermitente modula positivamente a diversidade microbiana do intestino humano e melhora o perfil lipídico do sangue. Front Microbiol. 2022 23 de agosto; 13: 922727.

61.   Lilja S, Back H, Duszka K, Hippe B, Suarez L, Hofinger I, et al. O jejum e a suplementação mimética do jejum abordam a expressão da sirtuína, o miRNA e a composição do microbiota. Alimentos Funcionais na Saúde e na Doença. 2020 Oct 30;10(10):439-55.

62. Lilja S, Stoll C, Krammer U, Hippe B, Duszka K, Debebe T, et al. O jejum periódico de cinco dias eleva os níveis de Christensenella relacionada à longevidade e a expressão de Sirtuin em humanos. Int J Mol Sci. 2021 26 de fevereiro; 22 (5).

63. Mesnage R, Grundler F, Schwiertz A, Le Maho Y, Wilhelmi de Toledo F. Mudanças na composição da microbiota intestinal humana estão ligadas à troca metabólica de energia durante 10 dias de jejum de Buchinger. J Nutr Sci. 2019;8:e36.

64. Mindikoglu AL, Abdulsada MM, Jain A, Choi JM, Jalal PK, Devaraj S, et al. O jejum intermitente da madrugada ao pôr do sol durante 30 dias consecutivos está associado a uma assinatura proteómica anticancerígena e regula positivamente as principais proteínas reguladoras do metabolismo da glicose e dos lípidos, do relógio circadiano, da reparação do ADN, da remodelação do citoesqueleto, do sistema imunitário e da função cognitiva em indivíduos saudáveis. Journal of Proteomics. 2020 Abr 15;217:103645.

65. Mohr AE, Jasbi P, Bowes DA, Dirks B, Whisner CM, Arciero KM, et al. Análise exploratória de protocolos de jejum intermitente de um versus dois dias sobre o microbioma intestinal e o metaboloma plasmático em adultos com excesso de peso/obesidade. Front Nutr. 2022 Oct 26;9:1036080.

66. Ozkul C, Yalinay M, Karakan T. O jejum islâmico conduz a um aumento da abundância de Akkermansia muciniphila e do grupo Bacteroides fragilis: Um estudo preliminar sobre o jejum intermitente. Turk J Gastroenterol. 2019 Dec;30(12):1030-5.

67. Remely M, Hippe B, Geretschlaeger I, Stegmayer S, Hoefinger I, Haslberger A. Aumento da diversidade da microbiota intestinal e abundância de Faecalibacterium prausnitzii e Akkermansia após o jejum: um estudo piloto. Wien Klin Wochenschr. 2015 maio;127(9-10):394-8.

68. Stanislawski MA, Frank DN, Borengasser SJ, Ostendorf DM, Ir D, Jambal P, et al. The Gut Microbiota during a Behavioral Weight Loss Intervention. Nutrientes. 2021 Sep 18;13(9):3248.

69. Xie Z, Sun Y, Ye Y, Hu D, Zhang H, He Z, et al. Ensaio controlado e aleatório sobre a restrição de tempo de alimentação em voluntários saudáveis sem obesidade. Nat Commun. 2022 Feb 22;13(1):1003.

70. Su J, Braat H, Peppelenbosch MP. Gut Microbiota-Derived Propionate Production May Explain Beneficial Effects of Intermittent Fasting in Experimental Colitis. J Crohns Colitis. 2021 Jun 22;15(6):1081-2.

71. Chen Y, Yang Q, Zhang Y. *Lycopodium japonicum*: Uma revisão abrangente sobre os seus fitoquímicos e actividades biológicas. Jornal Árabe de Química. 2020 maio 1;13(5):5438-50.

72. Kawahara M, Sadakane Y, Koyama H, Konoha K, Ohkawara S. A d-histidina e a l-histidina atenuam a morte neuronal induzida pelo zinco nas células GT1-7. Metallomics. 2013 May 1;5(5):453-60.

73. Xu J, Wu J, Tang C. Efeito da isofebrifugina na proliferação e invasão de células de cancro gástrico humano através de MMP. Cell Mol Biol (Noisy-le-grand). 2020 Abr 20;66(1):27-31.

74. Lu L, Huang R, Wu Y, Jin JM, Chen HZ, Zhang LJ, et al. Brucine: A Review of Phytochemistry, Pharmacology, and Toxicology. Front Pharmacol [Internet]. 2020 abril 3 [citado 2024 maio 20];11.
Disponível em:
https://www.frontiersin.org/journals/pharmacology/articles/10.3389/fphar.2020.00377/full

75. Kato K, Odamaki T, Mitsuyama E, Sugahara H, Xiao J zhong, Osawa R. Age-Related Changes in the Composition of Gut Bifidobacterium Species. Curr Microbiol. 2017;74(8):987-95.

76. Lloyd-Price J, Abu-Ali G, Huttenhower C. The healthy human microbiome. Genome Med. 2016 Abr 27;8(1):51.

77. Knight R, Callewaert C, Marotz C, Hyde ER, Debelius JW, McDonald D, et al. The Microbiome and Human Biology. Annu Rev Genomics Hum Genet. 2017 Ago 31;18:65-86.

78. Backhed F, Roswall J, Peng Y, Feng Q, Jia H, Kovatcheva-Datchary P, et al. Dynamics and Stabilization of the Human Gut Microbiome during the First Year of Life. Cell Host Microbe. 2015 May 13;17(5):690-703.

79. Stojanov S, Berlec A, Strukelj B. The Influence of Probiotics on the Firmicutes/Bacteroidetes Ratio in the Treatment of Obesity and Inflammatory Bowel disease (A influência dos probióticos no rácio Firmicutes/Bacteroidetes no tratamento da obesidade e da doença inflamatória intestinal). Microorganismos. 2020 Nov 1;8(11):1715.

80. Hu C, Rzymski P. Melainabactérias não fotossintéticas (cianobactérias) no intestino humano: Caraterísticas e associação com a saúde. Life (Basileia). 2022 Mar 25;12(4):476.

81. Davenport ER, Cusanovich DA, Michelini K, Barreiro LB, Ober C, Gilad Y. Genome-Wide Association Studies of the Human Gut Microbiota. PLOS ONE. 2015 Nov 3;10(11):e0140301.

82. Mosca A, Leclerc M, Hugot JP. Gut Microbiota Diversity and Human Diseases (Diversidade da Microbiota Intestinal e Doenças Humanas): Should We Reintroduce Key Predators in Our Ecosystem? Front Microbiol. 2016;7:455.

83. Valdes AM, Walter J, Segal E, Spector TD. Role of the gut microbiota in nutrition and health (Papel do microbiota intestinal na nutrição e na saúde). BMJ. 2018 Jun 13;361:k2179.

84. Kang S, Ma W, Li FY, Zhang Q, Niu J, Ding Y, et al. A redundância funcional em vez da redundância de espécies determina a estabilidade da comunidade numa estepe típica da Mongólia Interior. PLOS ONE. 2015 Dec 23;10(12):e0145605.

85. Moya A, Ferrer M. Functional Redundancy-Induced Stability of Gut Microbiota Subjected to Disturbance. Tendências em Microbiologia. 2016 May 1;24(5):402-13.

86. Rothschild D, Weissbrod O, Barkan E, Kurilshikov A, Korem T, Zeevi D, et al. O ambiente domina a genética do hospedeiro na formação do microbiota intestinal humano. Nature. 2018 Mar;555(7695):210-5.

87. Wu GD, Chen J, Hoffmann C, Bittinger K, Chen YY, Keilbaugh SA, et al. Linking Long-Term Dietary Patterns with Gut Microbial Enterotypes. Science. 2011 Oct 7;334(6052):105-8.

88. Gellman RH, Olm MR, Terrapon N, Enam F, Higginbottom SK, Sonnenburg JL, et al. A Hadza Prevotella necessita de hidratos de carbono acessíveis à microbiota derivados da dieta para persistir em ratinhos. Cell Reports. 2023 Nov;42(11):113233.

89. Samuel BS, Gordon JI. Um modelo de rato gnotobiótico humanizado de mutualismo hospedeiro-arqueal-bacteriano. Proc Natl Acad Sci U S A. 2006 Jun 27;103(26):10011-6.

90. Plassais J, Gbikpi-Benissan G, Figarol M, Scheperjans F, Gorochov G, Derkinderen P, et al. A diversidade alfa do microbioma intestinal não é um marcador da doença de Parkinson e da esclerose múltipla. Comunicações do cérebro. 2021 Abr 1;3(2):fcab113.

91. Tuddenham SA, Koay WLA, Zhao N, White JR, Ghanem KG, Sears CL, et al. The Impact of Human Immunodeficiency Virus Infection on Gut Microbiota a-Diversity: An Individual-level Metaanalysis. Clin Infect Dis. 2020 Feb 3;70(4):615-27.

92. Le Chatelier E, Nielsen T, Qin J, Prifti E, Hildebrand F, Falony G, et al. A riqueza do microbioma intestinal humano está correlacionada com marcadores metabólicos. Nature. 2013 Aug 29;500(7464):541-6.

93. Opstelten JL, Plassais J, van Mil SWC, Achouri E, Pichaud M, Siersema PD, et al. Gut Microbial Diversity Is Reduced in Smokers with Crohn's Disease. Inflamm Bowel Dis. 2016 Sep;22(9):2070-7.

94. Chen B, He X, Pan B, Zou X, You N. Comparação de medidas de diversidade beta no agrupamento de dados microbianos de elevada dimensão. Tun HM, editor. PLoS ONE. 2021 Feb 18;16(2):e0246893.

95. Thursby E, Juge N. Introdução à microbiota intestinal humana. Biochem J. 2017 May 16;474(11):1823-36.

96. Backhed F, Ding H, Wang T, Hooper LV, Koh GY, Nagy A, et al. The gut microbiota as an environmental fator that regulates fat storage. Proc Natl Acad Sci U S A. 2004 Nov 2;101(44):15718- 23.

97. Ridaura VK, Faith JJ, Rey FE, Cheng J, Duncan AE, Kau AL, et al. Gut microbiota from twins discordant for obesity modulate metabolism in mice. Science. 2013 Sep 6;341(6150):1241214.

98. Crovesy L, Masterson D, Rosado EL. Perfil da microbiota intestinal de adultos com obesidade: uma revisão sistemática. Eur J Clin Nutr. 2020 Sep;74(9):1251-62.

99. Gomes AC, Hoffmann C, Mota JF. A microbiota intestinal humana: Metabolismo e perspetiva na obesidade. Gut Microbes. 2018 Jul 4;9(4):308-25.

100. Nagpal R, Newman TM, Wang S, Jain S, Lovato JF, Yadav H. Disbiose do microbioma intestinal ligada à obesidade associada a distúrbios na permeabilidade intestinal e homeostase celular intestinal independente da dieta. J Diabetes Res. 2018;2018:3462092.

101. Jumpertz R, Le DS, Turnbaugh PJ, Trinidad C, Bogardus C, Gordon JI, et al. Energy-balance studies reveal associations between gut microbes, caloric load, and nutrient absorption in humans. Am J Clin Nutr. 2011 Jul;94(1):58-65.

102. Armougom F, Henry M, Vialettes B, Raccah D, Raoult D. A monitorização da comunidade bacteriana do microbiota intestinal humano revela um aumento de Lactobacillus em doentes obesos e de Methanogens em doentes anorécticos. PLoS One. 2009 Sep 23;4(9):e7125.

103. Coakley M, Ross RP, Nordgren M, Fitzgerald G, Devery R, Stanton C. Biossíntese de ácido linoleico conjugado por espécies de Bifidobacterium derivadas de humanos. J Appl Microbiol. 2003;94(1):138-45.

104. Balamurugan R, George G, Kabeerdoss J, Hepsiba J, Chandragunasekaran AMS, Ramakrishna BS.

Quantitative differences in intestinal Faecalibacterium prausnitzii in obese Indian children. British Journal of Nutrition. 2010 Feb;103(3):335-8.

105. Krajmalnik-Brown R, Ilhan ZE, Kang DW, DiBaise JK. Effects of Gut Microbes on Nutrient Absorption and Energy Regulation (Efeitos dos micróbios intestinais na absorção de nutrientes e na regulação da energia). Nutrição na Prática Clínica. 2012;27(2):201-14.

106. Tang WHW, Kitai T, Hazen SL. Microbiota intestinal na saúde e doença cardiovascular. Circ Res. 2017 Mar 31;120(7):1183-96.

107. Louis P, Flint HJ. Diversidade, metabolismo e ecologia microbiana de bactérias produtoras de butirato do intestino grosso humano. FEMS Microbiology Letters. 2009 May 1;294(1):1-8.

108. Kasahara K, Krautkramer KA, Org E, Romano KA, Kerby RL, Vivas EI, et al. As interações entre Roseburia intestinalis e a dieta modulam a aterogénese num modelo murino. Nat Microbiol. 2018 Dec;3(12):1461-71.

109. Engels C, Ruscheweyh HJ, Beerenwinkel N, Lacroix C, Schwab C. The Common Gut Microbe Eubacterium hallii also Contributes to Intestinal Propionate Formation. Front Microbiol. 2016 May 19;7:713.

110. Kim S, Rigatto K, Gazzana MB, Knorst MM, Richards EM, Pepine CJ, et al. Altered Gut Microbiome Profile in Patients With Pulmonary Arterial Hypertension. Hipertensão. 2020 Abr;75(4):1063-71.

111. O'Sullivan JF, Morningstar JE, Yang Q, Zheng B, Gao Y, Jeanfavre S, et al. Dimethylguanidino valeric acid is a marker of liver fat and predicts diabetes. J Clin Invest. 2017 Dez 1;127(12):4394-402.

112. Robbins JM, Herzig M, Morningstar J, Sarzynski MA, Cruz DE, Wang TJ, et al. Association of Dimethylguanidino Valeric Acid With Partial Resistance to Metabolic Health Benefits of Regular Exercise (Associação do Ácido Dimetilguanidino Valérico com Resistência Parcial aos Benefícios Metabólicos para a Saúde do Exercício Regular). JAMA Cardiol. 2019 Jul;4(7):636-43.

113. Khosravi A, Mazmanian SK. Disruption of the gut microbiome as a risk fator for microbial infections. Curr Opin Microbiol. 2013 Apr;16(2):221-7.

114. Brestoff JR, Artis D. Commensal bacteria at the interface of host metabolism and the immune system (Bactérias comensais na interface do metabolismo do hospedeiro e do sistema imunitário). Nat Immunol. 2013 Jul;14(7):676-84.

115. Franceschi C, Garagnani P, Vitale G, Capri M, Salvioli S. Inflammaging and 'Garb-aging'. Tendências Endocrinol Metab. 2017 Mar;28(3):199-212.

116. Biagi E, Franceschi C, Rampelli S, Severgnini M, Ostan R, Turroni S, et al. Gut Microbiota and Extreme Longevity. Current Biology. 2016 Jun 6;26(11):1480-5.

117. Caldas APS, Rocha DMUP, Bressan J, Hermsdorff HHM. Ácidos graxos da dieta como moduladores nutricionais de sirtuínas: uma revisão sistemática. Nutr Rev. 2021 Jan 9;79(2):235-46.

118. Winnik S, Auwerx J, Sinclair DA, Matter CM. Efeitos protectores das sirtuínas nas doenças cardiovasculares: da bancada à cabeceira. Eur Heart J. 2015 Dez 21;36(48):3404-12.

119. Bindu S, Pillai VB, Gupta MP. Role of Sirtuins in Regulating Pathophysiology of the Heart (Papel das Sirtuínas na Regulação da Fisiopatologia do Coração). Tendências Endocrinol Metab. 2016 Aug;27(8):563-73.

120. Wang Y, Xu C, Liang Y, Vanhoutte PM. SIRT1 in metabolic syndrome: where to target matters. Pharmacol Ther. 2012 Dec;136(3):305-18.

121. C C, S Y, A L, C L. Host-Gut Microbiota Metabolic Interactions and Their Role in Precision Diagnosis and Treatment of Gastrointestinal Cancers. Pharmacological research [Internet]. 2024 Jul 20 [citado 2024 Ago 22];207. Disponível em: https://pubmed.ncbi.nlm.nih.gov/39038631/

122. Moreira Lopes TC, Mosser DM, Gongalves R. Polarização de macrófagos na inflamação intestinal e homeostase intestinal. Inflamm Res. 2020 Dec;69(12):1163-72.

123. Byndloss MX, Baumler AJ. The germ-organ theory of non-communicable diseases. Nat Rev Microbiol. 2018 Feb;16(2):103-10.

124. Depommier C, Van Hul M, Everard A, Delzenne NM, De Vos WM, Cani PD. Akkermansia muciniphila pasteurizada aumenta o gasto energético do corpo inteiro e a excreção fecal de energia em ratos obesos induzidos por dieta. Micróbios do Intestino. 2020 Sep 2;11(5):1231-45.

125. Grander C, Grabherr F, Spadoni I, Enrich B, Oberhuber G, Rescigno M, et al. O papel da barreira vascular intestinal na doença hepática alcoólica experimental e na suplementação com A. muciniphila. Micróbios do intestino. 2020 Nov 9;12(1):1851986.

126. R. G, M. A, A. D, G. Sucila T. From gut to brain: Decifrar o impacto da microbiota intestinal na saúde

neurológica. Novo Jornal de Investigação em Microbiologia. 2024 Mar 22;8(2):2339-53.

127. Liu L, Wang H, Chen X, Xie P. Gut microbiota: a new insight into neurological diseases. Jornal Médico Chinês. 2023 Jun 5;136(11):1261-77.

128. Wu W, Kong Q, Tian P, Zhai Q, Wang G, Liu X, et al. Targeting Gut Microbiota Dysbiosis: Potenciais Estratégias de Intervenção para Distúrbios Neurológicos. Engenharia. 2020 Abr;6(4):415-23.

129. Li J, Jia H, Cai X, Zhong H, Feng Q, Sunagawa S, et al. Um catálogo integrado de genes de referência no microbioma intestinal humano. Nat Biotechnol. 2014 Aug;32(8):834-41.

130. Sanger F, Nicklen S, Coulson AR. Sequenciação de ADN com inibidores de terminação de cadeia. Proc Natl Acad Sci U S A. 1977 Dec;74(12):5463-7.

131. Dore, J., Ehrlich, S.D., Levenez, F., Pelletier, E., Alberti, A., Bertrand, L., Bork, P., Costea, P.I., Sunagawa, S., Guarner, F., Manichanh, C., Santiago, A., Zhao, L., Shen, J., Zhang, C., Versalovic, J., Luna, R.A., Petrosino, J., Yang, H., Li, S., Wang, J., Allen-Ve rcoe, E., Gloor, G., Singh, B. e IHMS Consortium (2015). TR. © IHMS Consortium IHMS_SOP 07 V1: Procedimento operacional normalizado para extração de ADN de amostras fecais, Protocolo H. International Human Microbiome Standards. http://www.microbiome-standards.org. Biochem Pharmacol. 1975 Aug 15;24(16):1469-74.

132. Shang FM, Liu HL. Fusobacterium nucleatum e cancro colorrectal: Uma revisão. Jornal Mundial de Oncologia Gastrointestinal. 2018 Mar 15;10(3):71-81.

133. Matsuki T, Watanabe K, Fujimoto J, Miyamoto Y, Takada T, Matsumoto K, et al. Development of 16S rRNA-Gene-Targeted Group-Specific Primers for the Detection and Identification of Predominant Bacteria in Human Feces. Applied and Environmental Microbiology. 2002 Nov;68(11):5445-51.

134. Morgan XC, Huttenhower C. Meta'omic analytic techniques for studying the intestinal microbiome. Gastroenterology. 2014 maio;146(6):1437-1448.e1.

135. Franzosa EA, Hsu T, Sirota-Madi A, Shafquat A, Abu-Ali G, Morgan XC, et al. Sequencing and beyond: integrating molecular 'omics' for microbial community profiling. Nat Rev Microbiol. 2015 Jun;13(6):360-72.

136. Brown J, de Vos WM, DiStefano PS, Dore J, Huttenhower C, Knight R, et al. Translating the human microbiome. Nat Biotechnol. 2013 Apr;31(4):304-8.

137. Waldor MK, Tyson G, Borenstein E, Ochman H, Moeller A, Finlay BB, et al. Qual o próximo passo para a investigação do microbioma? PLoS Biol. 2015 Jan;13(1):e1002050.

138. La L, Z T, R C, S P. Metaproteomics Study of the Gut Microbiome (Estudo Metaproteómico do Microbioma Intestinal). Métodos em biologia molecular (Clifton, NJ) [Internet]. 2019 [citado 2024 ago 22];1871. Disponível em: https://pubmed.ncbi.nlm.nih.gov/30276736/

139. abril AG, Carrera M, Sanchez-Perez A, Villa TG. Proteómica do microbioma intestinal nas alergias alimentares. IJMS. 2023 Jan 23;24(3):2234.

140. Oudmaijer C a. J, Komninos DSJ, Hoeijmakers JHJ, IJzermans JNM, Vermeij WP. Clinical implications of nutritional interventions reducing calories, a systematic scoping review (Implicações clínicas das intervenções nutricionais que reduzem as calorias, uma revisão sistemática do âmbito de aplicação). Clin Nutr ESPEN. 2024 Jul 8;63:427-39.

141. Ezzati A, McLaren C, Bohlman C, Tamargo JA, Lin Y, Anton SD. Does time-restricted eating add benefits to calorie restriction? Uma revisão sistemática. Obesidade (Silver Spring). 2024 Abr;32(4):640-54.

142. Cho Y, Hong N, Kim K won, Cho S joon, Lee M, Lee Y hee, et al. The Effectiveness of Intermittent Fasting to Reduce Body Mass Index and Glucose Metabolism: A Systematic Review and Meta-Analysis. J Clin Med. 2019 Oct 9;8(10):1645.

143. Adafer R, Messaadi W, Meddahi M, Patey A, Haderbache A, Bayen S, et al. Food Timing, Circadian Rhythm and Chrononutrition: A Systematic Review of Time-Restricted Eating's Effects on Human Health (Uma Revisão Sistemática dos Efeitos da Alimentação com Restrição de Tempo na Saúde Humana). Nutrientes. 2020 Dec;12(12):3770.

144. Jie Z, Yu X, Liu Y, Sun L, Chen P, Ding Q, et al. The Baseline Gut Microbiota Directs Dieting- Induced Weight Loss Trajectories. Gastroenterologia. 2021 maio; 160 (6): 2029-2042.e16.

145. Honda K, Littman DR. The microbiota in adaptive immune homeostasis and disease. Nature. 2016 Jul 7;535(7610):75-84.

146. Vatanen T, Kostic AD, d'Hennezel E, Siljander H, Franzosa EA, Yassour M, et al. Variation in Microbiome LPS Immunogenicity Contributes to Autoimmunity in Humans. Cell. 2016 May 5;165(4):842-53.

147. Tremaroli V, Kovatcheva-Datchary P, Backhed F. A role for the gut microbiota in energy harvesting? Gut. 2010 Dec;59(12):1589-90.

148. Soares NL, Dorand VAM, Cavalcante HC, Batista KS, de Souza DM, Lima MDS, et al. O jejum intermitente associado ao treinamento aeróbico influencia parâmetros relacionados ao eixo intestino-cérebro de ratos Wistar? J Affect Disord. 2021 Oct 1;293:176-85.

149. Gudden J, Arias Vasquez A, Bloemendaal M. The Effects of Intermittent Fasting on Brain and Cognitive Function. Nutrientes. 2021 Sep 10;13(9):3166.

150. Frank J, Gupta A, Osadchiy V, Mayer EA. Brain-Gut-Microbiome Interactions and Intermittent Fasting in Obesity (Interações cérebro-intestino-microbioma e jejum intermitente na obesidade). Nutrientes. 2021 Fev 10;13(2).

151. Xiao L, Feng Q, Liang S, Sonne SB, Xia Z, Qiu X, et al. A catalog of the mouse gut metagenome. Nat Biotechnol. 2015 Oct;33(10):1103-8.

152. Levine ME, Suarez JA, Brandhorst S, Balasubramanian P, Cheng CW, Madia F, et al. Low Protein Intake Is Associated with a Major Reduction in IGF-1, Cancer, and Overall Mortality in the 65 and Younger but Not Older Population. Cell Metabolism. 2014 Mar 4;19(3):407-17.

153. Aoun A, Ghanem C, Hamod N, Sawaya S. The Safety and Efficacy of Intermittent Fasting for Weight Loss (Segurança e eficácia do jejum intermitente para perda de peso). Nutr Today. 2020 Nov;55(6):270-7.

154. Afifi ZEM. Práticas quotidianas, desempenho nos estudos e saúde durante o jejum do Ramadão. Journal of the Royal Society of Health. 1997 Aug 1;117(4):231-5.

155. Roky R, Iraki L, HajKhlifa R, Ghazal NL, Hakkou F. Daytime Alertness, Mood, Psychomotor Performances, and Oral Temperature during Ramadan Intermittent Fasting (Prontidão diurna, humor, desempenho psicomotor e temperatura oral durante o jejum intermitente do Ramadão). Annals of Nutrition and Metabolism (Anais de Nutrição e Metabolismo). 2000 Oct 9;44(3):101-7.

156. Ali MR, Amir T. Effects of Fasting on Visual Flicker Fusion (Efeitos do jejum na fusão visual de cintilação). Percept Mot Skills. 1989 Oct 1;69(2):627-31.

157. Kadri N, Tilane A, El Batal M, Taltit Y, Tahiri SM, Moussaoui D. Irritability During the Month of Ramadan (Irritabilidade durante o mês do Ramadão). Psychosomatic Medicine. 2000 Apr;62(2):280.

158. Keijzer H, Smits MG, Duffy JF, Curfs LMG. Porque é que o início da melatonina com luz fraca (DLMO) deve ser medido antes do tratamento de pacientes com distúrbios do sono do ritmo circadiano. Sleep Med Rev. 2014 Aug;18(4):333-9.

159. Lopez-Minguez J, Gomez-Abellan P, Garaulet M. Timing of Breakfast, Lunch, and Dinner. Effects on Obesity and Metabolic Risk (Efeitos na Obesidade e no Risco Metabólico). Nutrientes. 2019 Nov 1;11(11):2624.

160. Horne BD, Muhlestein JB, Anderson JL. Efeitos do jejum intermitente na saúde: hormesis ou dano? Uma revisão sistemática. Am J Clin Nutr. 2015 Ago;102(2):464-70.

161. Conroy R. The RCSI Sample size handbook. 2021.

162. Korem T, Zeevi D, Suez J, Weinberger A, Avnit-Sagi T, Pompan-Lotan M, et al. Growth dynamics of gut microbiota in health and disease inferred from single metagenomic samples. Science. 2015 Sep 4;349(6252):1101-6.

163. Burz SD, Causevic S, Dal Co A, Dmitrijeva M, Engel P, Garrido-Sanz D, et al. Da composição do microbioma à engenharia funcional, um passo de cada vez. Microbiol Mol Biol Rev. 2023 Dez 20;87(4):e0006323.

164. Puchalska P, Crawford PA. Multi-dimensional Roles of Ketone Bodies in Fuel Metabolism, Signaling, and Therapeutics. Cell Metab. 2017 Feb 7;25(2):262-84.

165. Tinsley GM, Forsse JS, Butler NK, Paoli A, Bane AA, La Bounty PM, et al. Alimentação com restrição de tempo em homens jovens que efectuam treino de resistência: Um ensaio aleatório controlado. Eur J Sport Sci. 2017 Mar;17(2):200-7.

166. Barton W, Penney NC, Cronin O, Garcia-Perez I, Molloy MG, Holmes E, et al. O microbioma de atletas profissionais difere do microbioma de indivíduos mais sedentários em termos de composição e, em particular, a nível metabólico funcional. Gut. 2018 Abr;67(4):625-33.

167. Bayat A. Bioinformatics. BMJ. 2002 Apr 27;324(7344):1018-22.

168. Garg A, Mago V. Role of machine learning in medical research: A survey. Computer Science Review. 2021 1 de maio;40:100370.

169. Loganathan T, Priya Doss C G. The influence of machine learning technologies in gut microbiome research

and cancer studies - A review. Ciências da Vida. 2022 Dez 15;311:121118.

170. Giuffre M, Moretti R, Tiribelli C. Gut Microbes Meet Machine Learning: The Next Step towards Advancing Our Understanding of the Gut Microbiome in Health and Disease (O Próximo Passo para o Avanço da Nossa Compreensão do Microbioma Intestinal na Saúde e na Doença). Revista Internacional de Ciências Moleculares. 2023 Jan;24(6):5229.

171. Rutsch A, Kantsjo JB, Ronchi F. The Gut-Brain Axis: How Microbiota and Host Inflammasome Influence Brain Physiology and Pathology (O eixo intestino-cérebro: como a microbiota e o inflamassoma do hospedeiro influenciam a fisiologia e a patologia do cérebro). Front Immunol. 2020 Dez 10;11:604179.

172. De Clercq NC, Frissen MN, Groen AK, Nieuwdorp M. Gut Microbiota and the Gut-Brain Axis: New Insights in the Pathophysiology of Metabolic Syndrome. Psychosom Med. 2017 Oct;79(8):874-9.

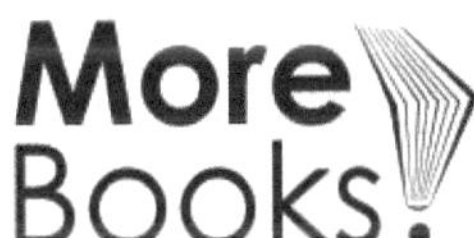

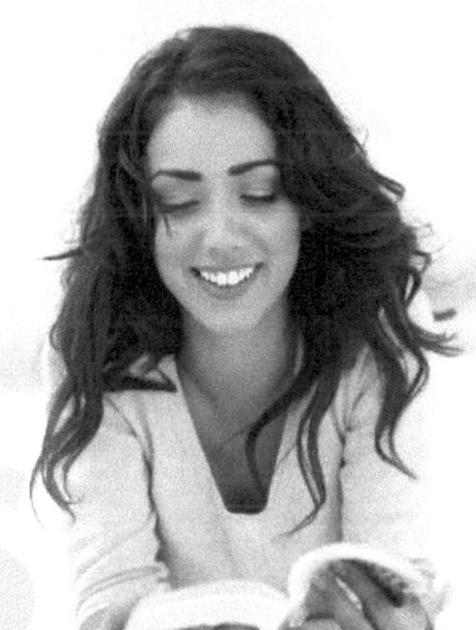

I want morebooks!

Buy your books fast and straightforward online - at one of world's fastest growing online book stores! Environmentally sound due to Print-on-Demand technologies.

Buy your books online at
www.morebooks.shop

Compre os seus livros mais rápido e diretamente na internet, em uma das livrarias on-line com o maior crescimento no mundo! Produção que protege o meio ambiente através das tecnologias de impressão sob demanda.

Compre os seus livros on-line em
www.morebooks.shop

info@omniscriptum.com
www.omniscriptum.com

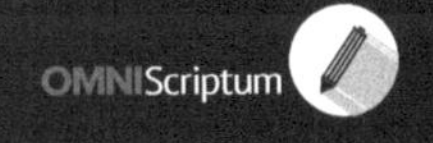

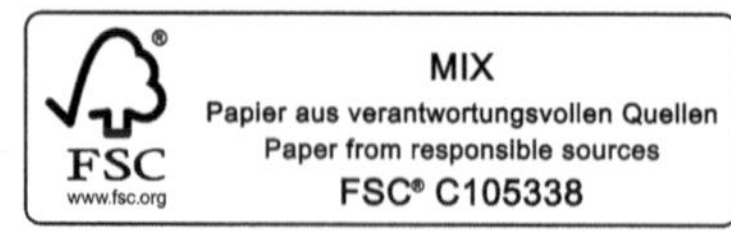

Printed by Books on Demand GmbH, Norderstedt / Germany